不妊治療を考えたら読む本

科学でわかる「妊娠への近道」

浅田義正
河合　蘭　著

ブルーバックス

カバー装幀／芦澤泰偉・児崎雅淑
カバーイラスト／大高郁子
目次、本文デザイン／二ノ宮匡（nixinc）
本文図版／さくら工芸社

はじめに

子どもは自然に授かるのが当たり前——多くの人はそういう感覚を持っていることでしょう。しかし、自然に子どもが授かったら、それはとてもありがたいことなのです。

今日では、不妊に悩むカップルは6組に1組と言われています。晩婚・晩産化が進み、それにともなって不妊治療はとても重要で、かつ身近な医療になってきました。

そこでこの本は、少し妊娠しにくいと感じ始めたカップルのために、不妊治療という医療がわかるための必須ポイントをご説明していこうと思います。

書いているのは、産婦人科専門医・生殖医療専門医の浅田と、妊娠・出産を専門としてきたジャーナリストの河合の2名です。私たちは、これまでセミナーやサイトなどを通じて、不妊に悩むたくさんの方たちの疑問に接してきました。浅田は、2004年に不妊治療専門クリニックを開業しましたが、現在までに浅田の診察前セミナーに参加した不妊に悩むカップルは1万4000組を超え、診察させていただいた方は1万2000組を超えます。また、インターネットで妊娠に関する質問を募ったこともありますが、そのときには約4000件の質問が集まりました。

しかし皆さんの疑問に接するとき、いつも思うのは、妊娠の仕組みについて勘違いしている人や、些末なことを気にしすぎている人がとても多いということです。何を食べれば妊娠しやすいのか、といった生活上のことは、実際には妊娠率にまったく関係がないか、あってもささやかで補足的なことです。ところが皆さんの気にしていることを聞いても、また、現在出ている「妊活」の記事や本を見ても、そうしたことがあまりにも多すぎるという印象があります。そこで、妊娠しにくいと感じているカップルにいちばん知ってほしい「本当に必要な知識」を伝えられる本を作ろうと思いました。

では、妊娠しにくい人にいちばん知ってほしい知識とは何でしょうか。それは、命の始まりについての正しい理解であり、妊娠がうまくいかないときに利用できる最新の「科学的根拠に基づいた医療」にはどんなものがあるか、ということだと思います。

この本は、こうした知識に加えて、これまで一般の方にはほとんど届くことがなかった医師の専門的知識も含めて、わかりやすく平易な言葉で伝えられるように作りました。

似たような名前のホルモンや薬の名前が出てきたりしてややこしい部分もありますが、肩の力を抜いて、興味を感じたところから読んでもらえたらと思います。複雑な話や大事な話は繰り返してありますし、読み進めて全体像がわかってくれば自然に納得できる話もありますから、わかりにくいところがあれば読み飛ばしていただいてもかまいません。

また、不妊治療の技術は命の始まりを扱い、しばしば倫理的な議論を呼んできました。ですから、この本はあくまでも「解説書」なのですが、執筆に医療者と非医療者の両方がかかわったのは、視点が偏らないようにするという観点からもよいことだったと思います。

分担としては、河合が、これから体外受精に取り組む医師を対象に浅田が開催した集中セミナーを受講し、実際に行われている診察や採卵、培養室のラボワークなどを数日間にわたって実地取材したのちに、はじめの文章を作成しました。そして、それをもとに2人の共同作業で加筆、修正を繰り返して仕上げました。

ただ、ひとつお断りしておきたいことがあります。それは、不妊治療はとても変化の早い最先端分野であり、まだ「これが正しい唯一の方法だ」と言えるものがありません。とくに日本では不妊治療は自費診療です。料金もまちまちなら、診療のやり方もいろいろだということです。ですから、この本を読んだ方が実際に治療を受ける際は、この本で得た基本知識をもとに、実際にかかる医師の話をよく聞いてください。

この本では、浅田自身が現場で実践しており、最新の研究から国際的に主流となってきている治療法について解説していきます。

不妊治療は、親子の始まりの新しい形です。この本が、不妊に悩むカップル、そして親子のさまざまな始まりについて、もしくは人が命を継いでいく仕組みについて関心を持つすべての方に、不妊の最新事情をお届けできるものとなりますように。

それでは、不妊治療の話を始めましょう。

第1章

不妊治療大国・日本の現実――治療を受けても妊娠できない国だった？

日本は、体外受精の実施件数が世界一多いのに、出産率は最低レベル――じつは「妊娠できない不妊治療」が世界でいちばん行われている国なのです。いったいなぜ、そんな事態となっているのでしょうか？

第2章

命のはじまり――ここまでわかってきた卵子の世界

妊活中の方は「何を食べれば妊娠しやすいか？」など生活上の細かいことを気にしがちですが、いちばん大切なのは「妊娠の仕組み」をよく知ることです。この知識をつけることが、妊娠への第一歩となります。

第3章

不妊検査の最新事情

広く普及している不妊検査でも、最近になってあまり意味がないとわかってきたものも数々あります。どんな検査が必要で、それにはどんな意味があるのか、ポイントを押さえて効率よく受けるのがベストです。

・不妊検査はどこで受けられますか？ ブライダルチェックとは違うのですか？
・未婚ですが、AMH検査を受けられますか？
・転院したら、検査はすべてやり直しになりますか？ 同じ検査は、できればもう受けたくありません。
・血液検査を受ける日も、ふつうに朝食をとっていいですか？ これから初めて病院に行くのですが、何か気をつけることがあったら教えてください。

第5章 体外受精と顕微授精

体外受精・顕微授精には、さまざまな方法があります。施設によって採用している方法も違いますが、なかなか妊娠しなくて悩んでいる人は、ぜひ本章を読んで「自分に合った方法」を見つけてください。

・生まれた子どもの追跡調査は行われていますか？
・不妊治療にはどれくらいの費用がかかりますか？
・体外受精を試してみたいのですが、経済的に難しい状況です。治療費の助成制度について教えてください。
・体外受精を受ける施設は、どのようなポイントに気をつけて選べばよいのでしょうか？

第6章

胚の移植と凍結

胚の凍結技術の進歩によって、これまでは難しかった方法で妊娠率を上げることが可能になってきました。受精卵はどこまで培養すべきか、どのタイミングで移植するのが良いのか。最新の見解を紹介します。

[巻頭付録]

妊娠にかかわるさまざまなホルモン

ホルモンの名称		おもな分泌器官	機能
GnRH （ゴナドトロピン放出ホルモン） gonadotropin-releasing hormone		脳の視床下部	下垂体に働きかけ、ゴナドトロピン（FSH、LH）を分泌させる。
ゴナドトロピン gonadotropin	FSH （卵胞刺激ホルモン） follicle-stimulating hormone	脳の下垂体 ※1	卵胞の成長を促進する。
	LH （黄体化ホルモン） luternizing hormone	脳の下垂体	卵胞を十分に成熟させ、排卵させる。
E2 （エストラジオール） estradiol		卵胞 ※2 〈胎盤 ※3〉	女性ホルモンと呼ばれるエストロゲンの代表。子宮内膜を増殖させ、頸管粘液を増やす。肌のつやを良くする。
P4 （プロゲステロン） progesterone		黄体（排卵後の卵胞） 〈胎盤〉	子宮内膜を着床しやすい状態に導き、妊娠を継続させる。体温を上げる。
PRL （プロラクチン） prolactin		脳の下垂体 〈胎盤〉	乳汁を分泌する。妊娠中・授乳中に高値になり、高値になると排卵を抑制する。
T （テストステロン） testosterone		男性では精巣 女性では卵巣	男性ホルモンと呼ばれるアンドロゲンの一種。精子を作り、男性的な体つき、性欲等にかかわる。女性でも少量分泌されている。

月経周期に伴うホルモンの分泌量の変化は、44ページ図2-4を参照

※1　正しくは下垂体前葉。本書では下垂体中葉、後葉が分泌するホルモンは扱わないので、下垂体前葉を「下垂体」と表記する。

※2　卵胞の顆粒膜細胞、莢膜細胞。

※3　妊娠が進み胎盤が形成されると、胎盤もホルモンの分泌器官となる。

第1章

不妊治療大国・日本の現実
――治療を受けても妊娠できない国だった？

日本は、体外受精の実施件数が世界一多いのに、出産率は最低レベル――じつは「妊娠できない不妊治療」が世界でいちばん行われている国なのです。

いったいなぜ、そんな事態となっているのでしょうか？

24 人に1人が体外受精で生まれている

妊娠は、いまだ神秘に満ちたできごとです。

この本では、不妊治療と、人が妊娠するときに体内で何が起きているかについての最新知見をご紹介したいと思います。不妊治療とは基本的に、妊娠の神秘にチャレンジし、新しいドアを一枚ずつ開けては、それに基づいた試みを積み重ねてきた医療です。そして、その試みが、命の〝秘密のドア〟をまた一枚開けることもあります。

たとえば、精子と卵子が融合して「受精」を起こし、その受精卵がたったひとつの細胞からふたつ、4つと分割していく様子は、これまで人が見ることはできませんでしたが、体外受精の技術が登場して初めて可能になりました。すると、それまでは「卵子は精子と出会えば受精する」と考えられていましたが、必ずしもそうではないことがわかりました。実際には受精が起きないこともあり、また、受精しても途中で発育が止まってしまう受精卵も多いことがはっきりしてきたのです。そして、そこからまた新しい治療法が考えられてきました。

よい不妊治療を受けるためには、まずは今わかっている事実を正しく知り、それにもとづいた科学的な不妊治療を求めていくことが不可欠です。

その不妊治療が、今、とてもたくさんの人に求められる医療になっています。

　不妊はいつの世にも存在して一定数の人が悩んできたことですが、悩むカップルの数が急激に増えているのです。

　不妊治療の中でも体外受精、顕微授精、凍結しておいた胚の移植をまとめてART（生殖補助医療／アート）と呼んでいますが、日本産科婦人科学会のARTデータブックによると、国内で採卵から開始された治療の年間実施件数はこのように推移しています（図1－1）。

　1990年代の前半、ARTはまだ年間2万件弱しか行われていませんで

図1-1 体外受精、顕微授精の採卵件数は20年間で12倍以上に

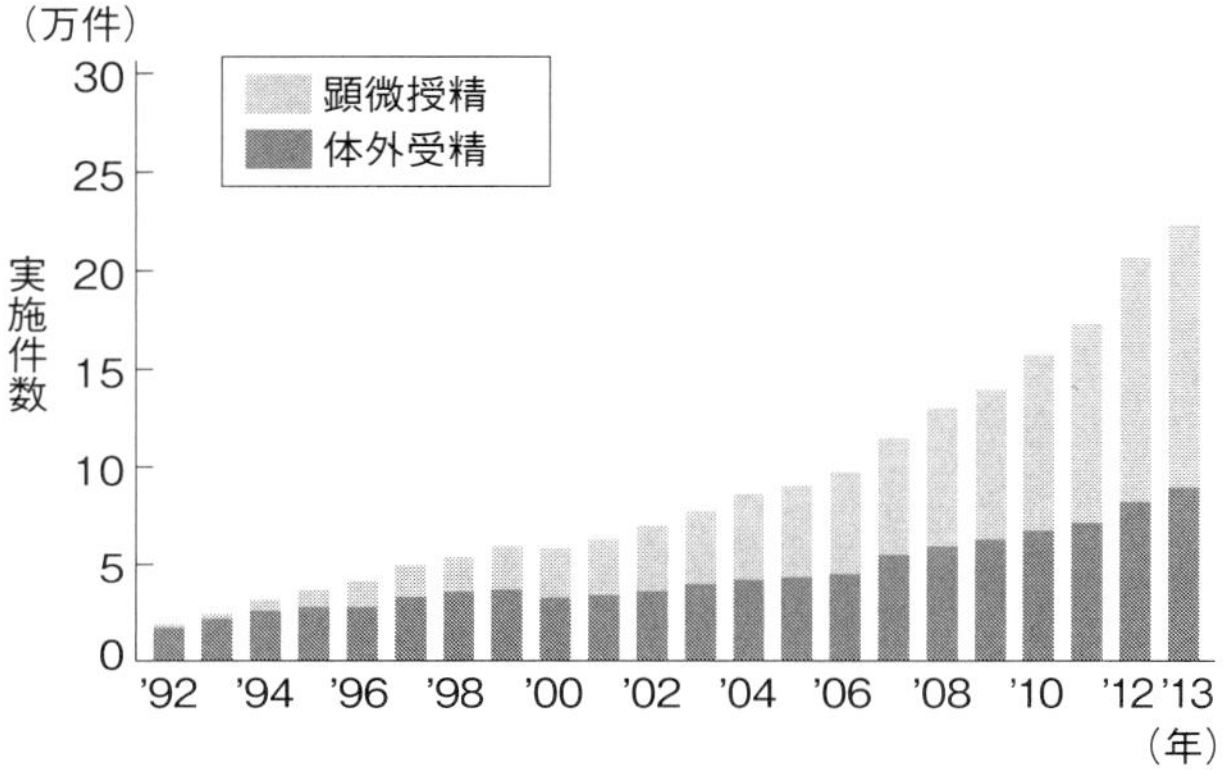

体外受精、顕微授精に向けた採卵の日本での実施件数の推移。'92年時点の約1万8000件から、'13年には約22万7000件に増加した。

日本産科婦人科学会「ARTデータブック2013年」のデータをもとに作成

したが、２０１３年の時点で、その数は23万件に届こうとしています。約20年間で12倍以上にもなっているのです。２０１３年は、ＡＲＴによって３万７９５３人の子どもが生まれました。これは全出生者の24人に１人に相当しますから、学校の１クラスに１〜２人はＡＲＴで受精した子どもがいることになります。

国立社会保障・人口問題研究所によると、不妊治療もしくは不妊検査を受けたことがあるカップルは、６組に１組もいます。この本を手にしたあなたも、妊娠が思いのままにならないことにとまどいを覚え始めたところかもしれません。もしくは、すでに不妊治療の真っ最中なのかもしれません。

不妊治療を受けるカップルがここまで増加してきた最大の理由は、いったい何でしょうか。

それは、結婚年齢が上がり、子どもを持とうとする女性の年齢が高くなってきたことにあります。女性は加齢によって妊娠しにくくなります。男性の年齢も無関係ではないのですが、女性の加齢による〝妊娠力〟（妊娠する力のことを本書ではこう呼ぶことにします）の低下は早くから始まります。女性は歳を重ねていく中で、どこかで必ず妊娠できなくなります。一方、男性は精巣内で一生精子が作られるので、パートナーとなる女性が妊娠できる状態であれば、生涯にわたって子どもをもうけることが可能なのです。

今の日本では、不妊治療を受ける人が増加しただけではなく、医者にかからずとも「不妊症ではないか」と心配しているカップルもかなり多くなっていることでしょう。不妊治療に関する報道が多いので、まだ若くても「結婚しても子どもができるだろうか」と不安を抱く人が増えています。この本は治療中の人にお伝えしたいこともたくさん書いていますが、まだ医療施設にかかっていないカップルの最初の相談相手にもなりたいと思っています。

現代の女性は「産むか、産まないか」の選択の自由を手に入れたと言われていますが、本当にそうでしょうか。たしかに女性は、かつては「若いうちに結婚して子どもを産む」という画一的なコースしか選べませんでした。そうした鋳型のようなものから女性が解放されたのは、素晴らしいことです。

しかし不妊の世界から見れば、女性が本当に手に入れたのは「産まない自由」だけに見えます。産みたいのに産めない人がこんなに増えてしまって、「産む自由」のほうは、むしろ後退してしまったのではないでしょうか。

検査をしても原因が見つからない理由

女性の初産年齢の全国平均を見ると30・6歳、男性が初めて子どもを持つ年齢は平均32・6歳となっています（厚生労働省人口動態統計２０１４年）。これは、出産年齢が長く安定していた高度経済成長期に較べると5~6歳も高くなっています。1950年代~1970年代であれば2人くらいの子どもを産み終えていた年齢で、今の親たちは、ようやく産み始めます。

晩産化は先進国に共通した悩みですが、このように、初めて出産する女性の平均年齢が30歳を超えている国は、世界でも数えるほどしかありません。フランスや北欧などでは、早くから本気で少子化対策に予算を投じているので、出産年齢の上昇スピードは落ちています。しかし日本では、むしろ上昇スピードが上がっているのです。

クリニックに不妊の相談に行くと、最初に基本的な検査を行います。これは、単一の検査ではなく、項目は施設によって違うのですが、いくつもの検査のセットです。妊娠はとても複雑なメカニズムなので、必要となる検査はたくさんありますし、女性だけが受ければいいというものでもありません。卵子を育てるホルモンは正常に分泌されているのか、受精した卵を子宮に送る卵管が詰まったりしていないか、また、精子は十分な数が作られてよく動いているかなど、男女それぞれの検査があります(84~85ページ表3-2参照)。

ただ、これらの検査は、カップルが「私たちは不妊症かどうか」を調べる検査ではありません。不妊症とは、単に「一定期間妊娠しない状態」を指している言葉でしかなく、検査の結果、医師が「あなた方は不妊症だとわかりました」などと診断する病名ではないのです。

そして今、この最初の検査で何か異常が見つかる人の割合は、減ってきています。

女性が若い年齢で妊娠しようとしていた1990年代半ばくらいまでは、検査で不妊の理由を探し出して、それを補うような治療を行うことが、すなわち不妊治療でした。しかし、そうした形の治療は、現在では不妊治療全体の中で一部に過ぎません。妊娠しない理由は、卵巣にある卵子が古くなってしまっている「卵子の老化」にあることが多いのです。

第2章で詳しく触れますが、卵子は、胎児期に一生分が作られてしまいます。そして、その後に新しくできることはありません。つまり、40歳女性の卵子は40年以上も卵巣で出番を待ち続けてきた卵子なので、20代女性の卵子と較べると、加齢によるさまざまな小さな変化が起きていて妊娠しにくくなっています。

けれどそれは、「妊娠しない」という意味ではありません。メカニズムはまだよくわかっていないのですが、何らかの理由で歳を重ねてもよく保存されている卵子はあり、たまたまそれが排卵して精子と出会い、受精して、順調に育てば妊娠ができます。しかし、そのような良い状態を保ち続ける卵子は少ないので、なかなか妊娠できないということになります。

検査で悪いところが見つかった場合は、それに対応する治療を行います。その技術は、かなり進んできました。たとえば検査で精子が少ないことがわかっても、今は顕微鏡下で精子を直接卵子に入れる「顕微授精」（詳しくは第5章参照）があるので、そんなに心配することはありません。ところが、その最先端技術を使っても、卵子が若くない場合は妊娠率が下がってしまいます。

つまるところ、現代の不妊治療は、加齢と闘う医療になったわけです。気がつけば、不妊治療のクリニックに来る女性の初診年齢は大きく変わってきていて、40代の女性が激増しています。それに伴って、ＡＲＴ（生殖補助医療）の妊娠率は下がってきました。技術や科学は進歩し続けているのに、患者さんのほうが変化したのです。

治療してもなかなか出産に至らないケースは「難治性不妊」と呼ばれることもあります。筆者の河合は不妊治療の取材を始めたとき、「難治性不妊」という言葉を初めて聞いて「きっと生まれつき重大な問題がある人のことを指しているのだろう」と思いました。ところが、その治り難い問題とは加齢でした。病気ではない「老化」こそ、人がまだ治せない、歯が立たないものなのです。

「この患者さんは、あと10年早く受診していれば、きっと妊娠できたのに」

そう思いながら、医師が妊娠の見通しが立たない大勢の患者さんを診ているというのが、日本中の不妊治療専門クリニックの今の実状でしょう。

多くの専門クリニックは予約待ちをしなければ受診できないほど外来が混んでいますが、その理由は、なかなか不妊治療を卒業できない人が多いためです。これは、治療を受けている人にとっても、医療側にとっても大きな問題です。予約待ちは、半年、もしくは1年待ちとなっていることさえあります。

出産できる限界は何歳？

加齢による不妊の話を聞いたら、ほとんどの人が「いったい何歳までに妊娠しなければならないのか」ということを知りたくなります。

でも妊娠年齢の限界は、個人差がかなり大きいので一概に「何歳まで」とは言えません。遅くまで産める人はいるものです。

河合は、『卵子老化の真実』（文藝春秋、２０１３年）という本を書いた際、たくさんの人にどれくらい高い年齢の妊娠例を知っているかと聞いてまわりましたが、50歳前後で妊娠したケースを知る人にときどき出会いました。その本で取材した女性の最高出産年齢は49歳です。歌手で俳優の白樺八青《やお》さんという方で、不妊治療はしていない自然妊娠で妊娠中の経過も順調だったそうです。

その一方で、不妊治療の現場には、20代で閉経してしまう女性も訪れているのですから、人の身体は本当にみんな違います。若いのに卵子がなくなってしまう「早発閉経」は、20代で１０００人に1人、30代で１００人に１人程度とされています。

しかし、一般的に出産可能な年齢の限界は、閉経の10年くらい前と考えられています。閉経年齢は平均的には50歳前後です。そうなると、40歳くらいが標準的な境界線だということになります。

　それでも、40代になったとたん30代とまったく違う状況になるわけではありません。

　不妊治療の専門医が「高齢だから」ということを理由に不妊治療の終了を提案する場合は、女性が42歳か43歳くらいになっている場合が多いと思います。

　さまざまな統計から、

図 1-2 バースコントロールがない時代に見る妊娠力の自然な低下

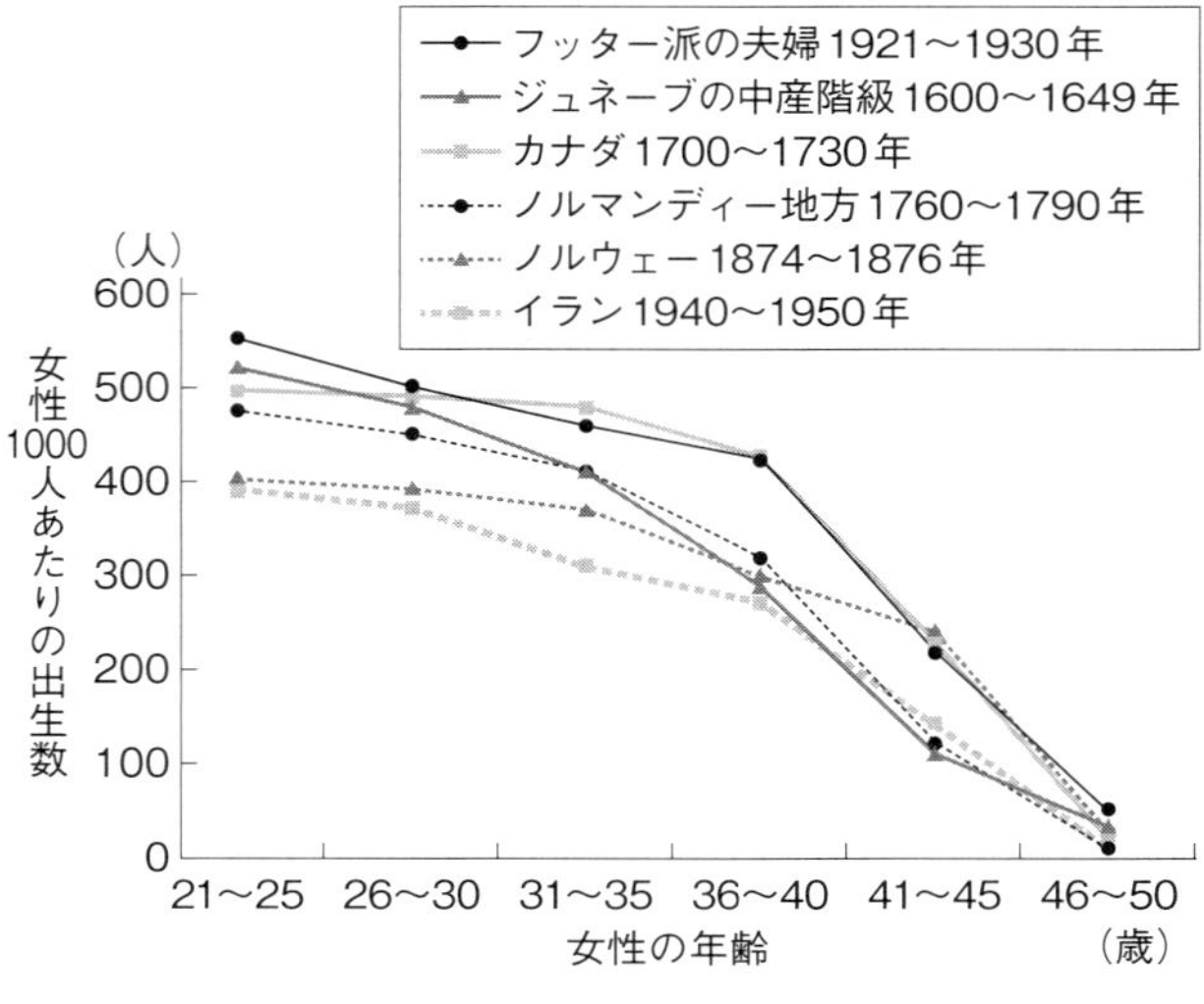

避妊や人工妊娠中絶が行われていない時代の、母親の年齢別の出生率。20代から減少が始まり、40代ではどのグループも大きく減少している。フッター派はキリスト教の一派で、厳格に避妊を禁じていた。

Menken et al., *Science*, 1986を改変

もう少し一般的な傾向を見てみましょう。

単純に年齢ごとの出生率を見ても、現代では、避妊と人工妊娠中絶という人為的なバースコントロールの手段があるので、本来の傾向は見えません。

そこで、避妊も人工妊娠中絶もほとんどない時代の歴史的統計を調べ、1986年に『サイエンス』誌上で発表されたのが図1－2で示したデータです。

これによると、出生率は20代前半がピークで、その後は少しずつ下がっていきます。そして40代になると、まだ産む人は相当数いるものの、それまでと較べれば急激に低下していきます。40代前半の出生率は、20代前半の2分の1から4分の1程度になっています。

結婚年齢別に子どもを授からない確率を調べたデータもあります（表1－1）。すると、20代前半に結婚して授からない確率は5・7％とごくわずかでしたが、30代後半では3人に1人となり、40代前半では半数を超えました。

ただ、この研究で使用されたデータでは、最近の女性と較べると40代女性がたくさん妊娠しています。これは、若いときから産み始めた女性たちのデータだということに気をつけて見るべきでしょう。

なぜなら多産の女性は、生涯の月経回数が少なく、妊娠力が長持ちすると考えられるからです。

月経のたびに女性ホルモンであるエストロゲンの値が上昇することは、不妊につながる子宮内膜症、子宮筋腫、卵巣腫瘍などの婦人科疾患を悪化させます。昔の女性は妊娠や授乳のため月経が止まっている期間が長かったので、子宮内膜症はあまり見られませんでした。

子宮内膜症は、妊娠すると胎盤から出る大量のプロゲステロンの作用で改善することが珍しくありません（ホルモンについては12ページ表参照）。つまり、妊娠自体が妊娠力の維持に役立つことなのです。

また、妊娠すると、子宮周辺の血管が太くなります。産後はまた細くなるものの、妊娠前に較べると太いままの人が多いようです。血管が太いということは、血流が良いことにつながると考えられます。

推測ですが、このことも妊娠力の長持ちにつながっている可能性はあります。ですか

表1-1 女性の結婚年齢別にみた子どもを授からない確率

結婚年齢	子どもを授からない確率（%）
20〜24歳	5.7
25〜29歳	9.3
30〜34歳	15.5
35〜39歳	29.6
40〜44歳	64.5

Menken et al., *Science*, 1986を改変

ら、高齢になってから初めての妊娠をする人の状況は、もっと厳しいと考えたほうがいいかもしれません。

年齢が高くなるまでひとりも産んでいない女性がたくさんいる現代は、人類がかつて経験したことがない時代です。

だから、自分が思っていたよりも早くから妊娠しにくくなっていることに、驚いている人が多いのではないでしょうか。日本女性は、祖母や母親の世代より早く妊娠力を失ってしまっているのかもしれないのです。

「それでは、ピルを飲めば昔の

図 1-3 体外受精を行っても30代に入ると少しずつ出産率は下がっていく

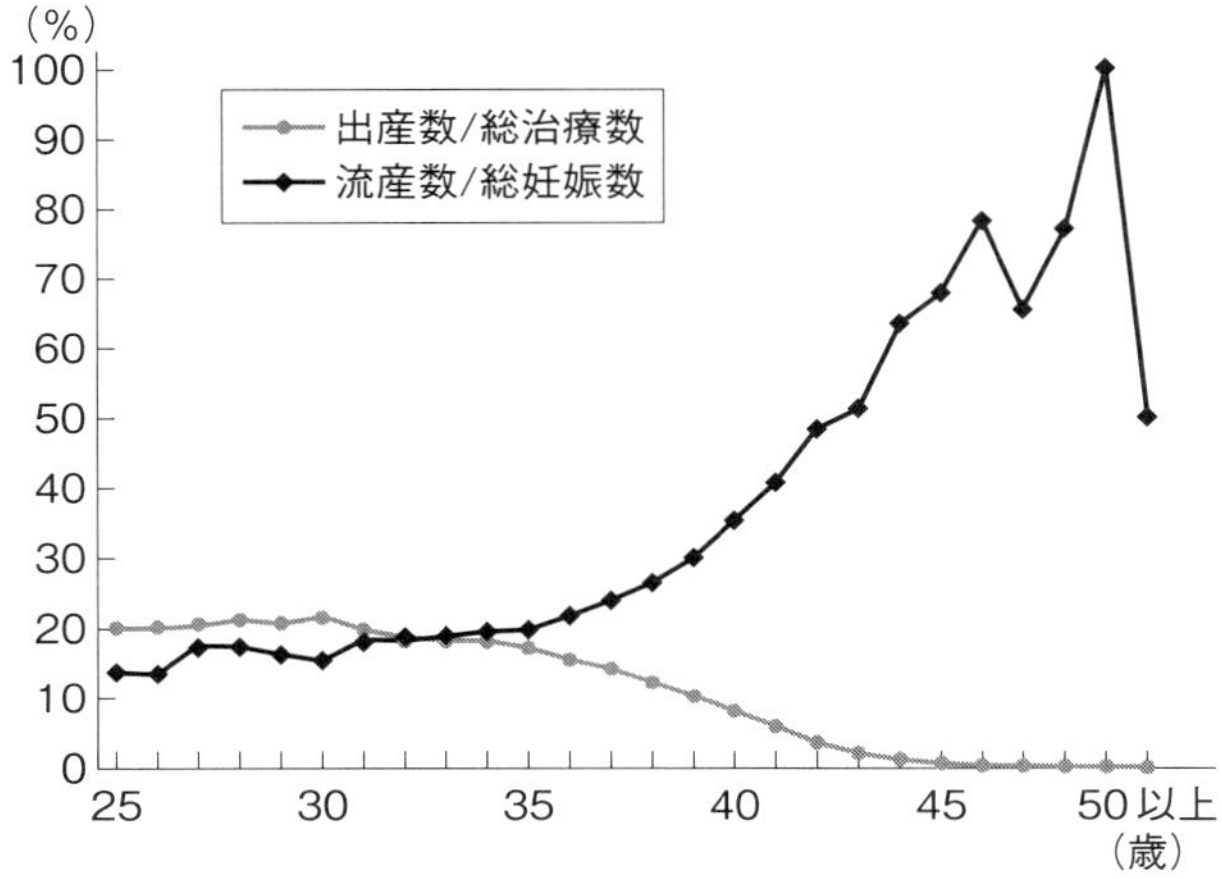

ART 1 回あたりの出産率と流産率。出産率が低下するのは、妊娠しにくくなることに加え、流産率が高まることも大きく影響している。

日本産科婦人科学会「ARTデータブック2012年」より

女性と同じ状態になるのではないか」と考える人もいます。ピルは排卵を抑制するため、たしかに婦人科疾患の予防にはなりますが、妊娠で起きる変化のすべてをピルで起こすことはできません。

バースコントロールの影響なしに年齢による違いを見るもうひとつの方法は、ART（体外受精などの生殖補助医療）の年齢別の成績を見ることです。こちらは、かなり厳しい数字になっています。

日本産科婦人科学会のデータによると、ART1回あたりの出産率（子どもが生まれた率。本書では「出産率」は死産をのぞいた率とする）は、30代はじめまでは下がりません。約2割で安定しています。これが40歳になると1割を切ってしまい、45歳では1％を切ります（図1－3）。

年齢が上がると子どもが生まれにくいのは、流産が多いためでもあります。このデータを見ても43歳では半分、40代後半ではなんと約8割が妊娠しても流産となってしまい、出産に結びついていません。

これは1回あたりの出産率です。体外受精は、何度か繰り返せば累積の出産率は上がっていきます。また、これは全国の平均値ですが、妊娠率の高い専門施設では出産できる割合はもっと高くなっています。しかし、1回あたりの成功率があまりにも低い年齢になると、そうした差もあまりなくなってしまいます。

日本は不妊治療の出産率が低かった！

厳しい事実を次々に紹介してきましたが、こうしたことがわかれば、不妊治療は「限られた時間しか使えない」ということに納得していただけるのではないかと思います。

では、どうしたらよいのでしょうか。時間が限られているのであれば、大切なのは「効率」を考えた治療を行うことではないでしょうか。

不妊治療は保険が適用されないものが多く、お金もかかるのが、もうひとつの大変なところです。検査や、一般不妊治療と呼ばれる「タイミング法」「人工授精」のような方法ではそこまで高い費用はかかりませんが、体外受精や顕微授精ともなれば、1回につき数十万円から、高い施設では総額で100万円くらいになることもあります。経済的な面から見ても、そんなに長期にわたって行えるものではありません。

「効率」という言葉は味気ないかもしれませんが、この「限られた時間」「限られたお金」を有効に使えるかどうかが、不妊治療では、否応なしに求められるのです。

それなのに、残念ながら今の日本の患者さんは必ずしも効率を考えた治療を受けていないようです。日本の文化には「できるだけ自然にしているのがよい」という無為自然を尊ぶ考え方がありますが、そのためか、まず治療の開始年齢が遅いという傾向があります。なかなか妊娠しなくても「そのうち、妊娠するでしょう」と思い、年齢がかなり高くなるまで医療施設での不妊治療を考えないのです。このことは、日本で今よく売れている不妊の本のほとんどが、食事の改善や「冷え」予防など自然療法の本であることを見れば一目瞭然です。

また、医療施設での不妊治療を始めた場合も、「薬の使用はできるだけ控えたい」と望む人が多いのも特徴です。こうした自然志向の結果、自然療法や薬を控えた治療に時間をかけすぎて、いざ本格的な不妊治療に切り替えることにしたときには、妊娠できる卵子がすでに少なすぎる人が目立ちます。そして、治療を始めてもなかなか妊娠に至らないのはつらいことですから、次第に心も身体も疲れ切ってしまいます。

意外に思われるかもしれませんが、じつは日本のＡＲＴ（生殖補助医療）の治療成績は、国際的に見ると際立って低いのです。その背景には、こうした日本独自の事情があります。

世界各国のＡＲＴの実施状況をモニタリングしている組織「国際生殖補助医療監視委員会（International Committee Monitoring Assisted Reproductive Technologies：ＩＣＭＡＲＴ）」の報告によると、日本は、１回の採卵あたりの出産率が60ヵ国・地域中で最下位でした。累計出産率の順位はもう少し良いのですが、それでもドミニカ共和国、イタリアに次いで最下位から３番目です（図１－４）。

図1-4 各国の体外受精による出産率
——日本は世界最低レベル！

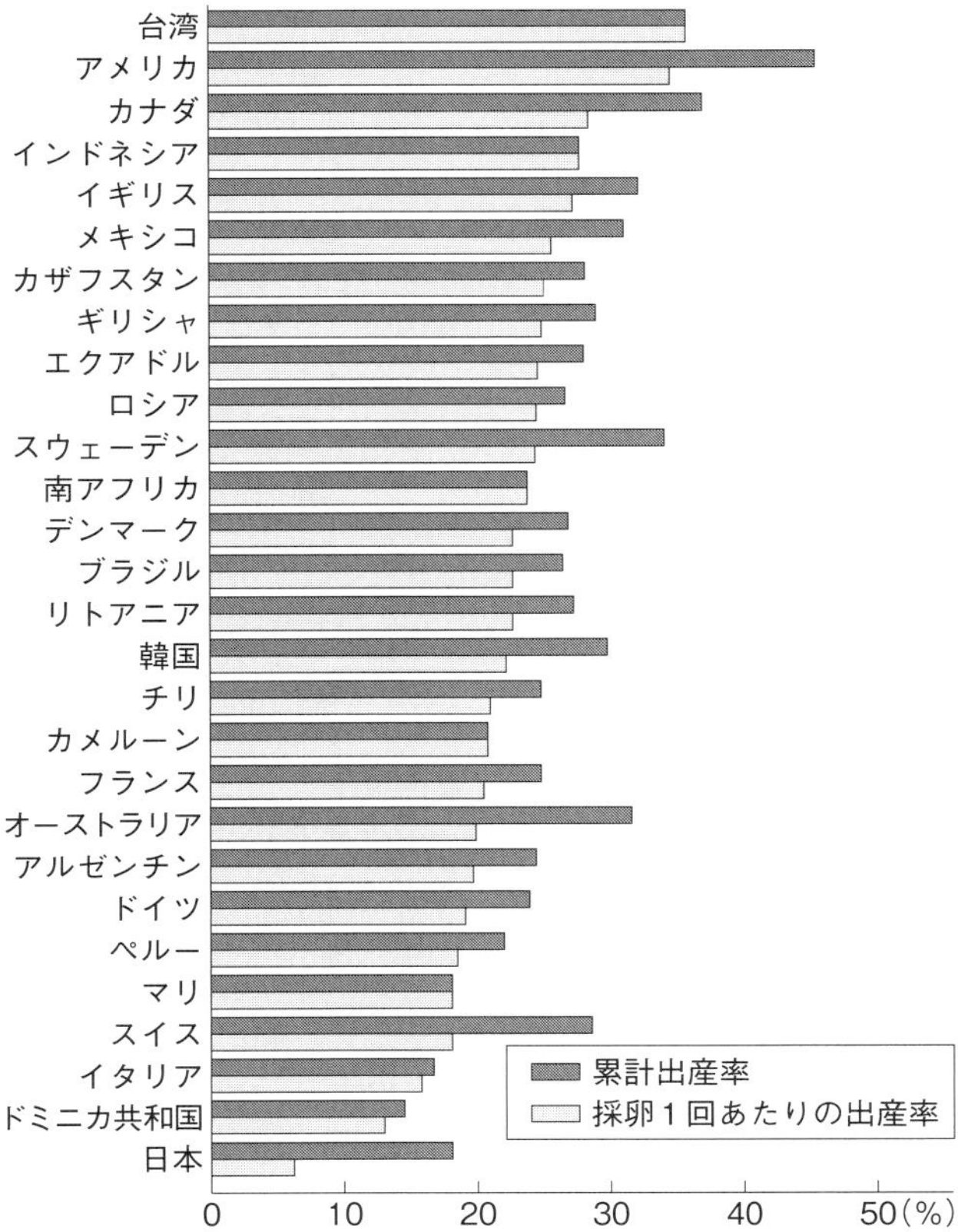

顕微授精、体外受精を合わせた数値。意外にも、日本は不妊治療で妊娠・出産する確率が極めて低いことがわかる。

ICMARTが2016年に発表したレポート（＊）より。2010年の60ヵ国・地域のデータから抜粋して作成筆者の浅田は、不妊治療に関する国際学会へよく行きますが、日本の技術レベルが低いとは思いません。浅田が若かった頃は欧米の技術を「すごい」と思って見ていましたが、近年は、日本のトップレベルの施設で行われている治療は、むしろ欧米より技術的に高いのではないかと思います。

妊娠できない不妊治療が大量に行われている

出産率が低い一方で、日本は、ＡＲＴの実施件数は、60ヵ国・地域中で第1位でした（図1－5）。つまり日本は、国際的に見ると、「妊娠できない不妊治療が非常にたくさん行われている」ということになります。

日本の２０１０年のＡＲＴ実施件数は24万２１６１件でした。これは第2位の米国の約１・６倍にあたります。ところが、治療によってどれくらいの子どもが生まれているかというと、米国の半分にも満たないのです。

不妊治療を受ける人は、まずこのような日本の現状を知ってほしいと思います。

食事や冷え予防などの自然療法を行うことは、健康状態全般のためには大切なことに違いありません。生活が乱れて、そのために体力が落ちているのであれば、なおさらです。

図1-5 各国の体外受精の実施件数
——日本は世界一多い

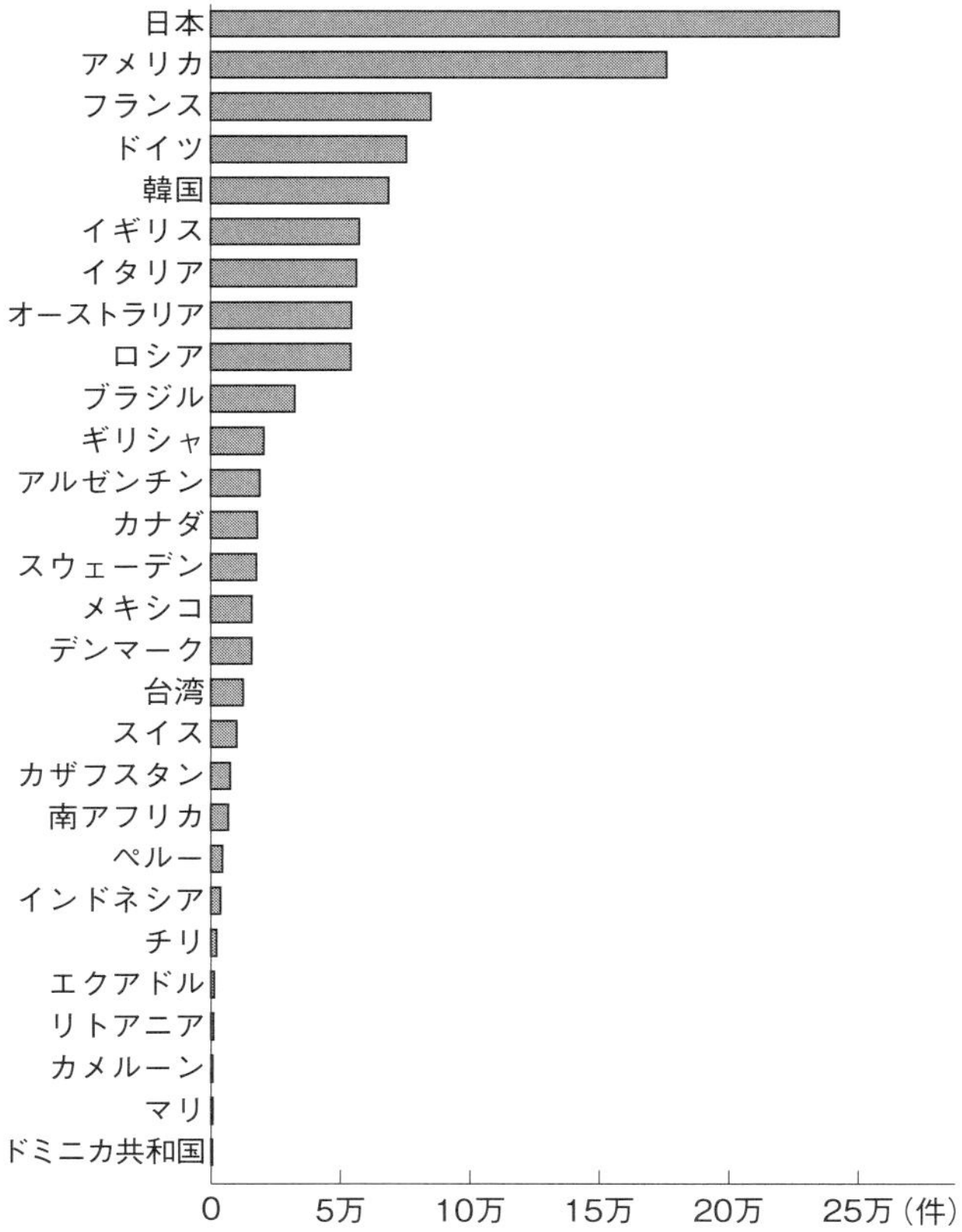

顕微授精、体外受精、胚移植を合わせた件数。日本は、治療成績は低い（図1-4）が、治療件数は世界一多い。

ICMARTが2016年に発表したレポート（＊）より。2010年の60ヵ国・地域のデータから抜粋して作成

しかし、それだけでは妊娠に至らない人が、現実にはたくさんいます。

この本では、その現実に向き合ってもらうために、まずはじめに生殖の仕組みをわかりやすく説明していきます。妊娠しやすい不妊治療を受けるためには、まずその知識をパワーアップしてほしいからです。

それなら小学生時代に保健体育の時間に習ったよ、という方もいるでしょう。でも、男性は忘れている人が多いのではないかと思います。男女間に知識の差があると、カップルが治療についてちゃんと話し合うことができません。

また、不妊治療の最前線にいる専門家から見れば、昔の学校で習った知識は間違っていることも少なくありません。まだ生殖医学が進んでいなかった時代の知識では、現在の不妊治療を理解することはできません。

「スマホで検索すれば、知識など無料でいくらでも得られる」と思うのも、現代の落とし穴のひとつです。

無料で楽しく見られるインターネットの情報は、画面の背後にさまざまな妊娠ビジネスが動いていることがあります。そうした情報は、見た人が妊娠できることより、ビジネスとしての利益を優先している可能性もあります。不安をあおったり偏った説明をしたりすることで、特定の商品や組織にお金を払いたくなるよう巧みに誘導するのです。

思い込みで落とし穴にはまることのないよう、まずは、日進月歩で解明が進んでいる妊娠の仕組みを知り、卵子の世界の真実を見ていきましょう。

＊図1－4、1－5出典／S. Dyer et al., International Committee for Monitoring Assisted Reproductive Technologies world report: Assisted Reproductive Technology 2008, 2009 and 2010, *Human Reproduction*, Vol.31, No.7,1588—1609, 2016

第 2 章

命のはじまり
―― ここまでわかってきた卵子の世界

妊活中の方は「何を食べれば妊娠しやすいか？」など生活上の細かいことを気にしがちですが、いちばん大切なのは「妊娠の仕組み」をよく知ることです。

この知識をつけることが、妊娠への第一歩となります。

不妊治療を理解するためにいちばん大切なこと

現代において、あなたが正しい効果的な不妊治療を知りたいと思うのであれば、いちばんの近道は自然な妊娠の仕組みをよく理解することです。なぜなら不妊とは、その自然の仕組みのどこかがうまくいかないために起きている現象だからです。

まずは、妊娠というストーリーの基本となる「あらすじ」を追うことから始めましょう。はじめに、図2－1に、妊娠の舞台となる子宮と卵巣、卵管の位置関係を示します。

図2-1 子宮とその周辺の構造

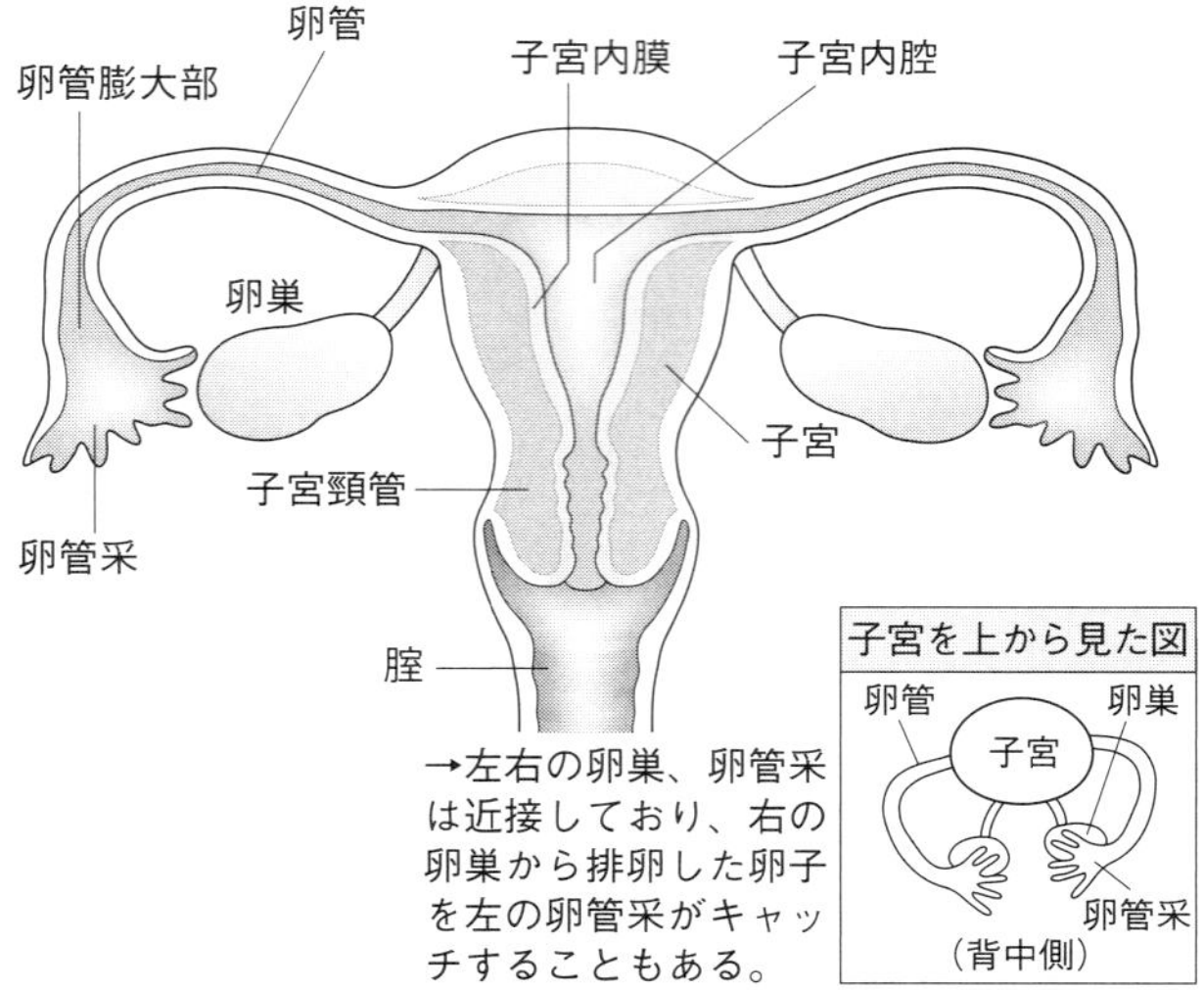

→左右の卵巣、卵管采は近接しており、右の卵巣から排卵した卵子を左の卵管采がキャッチすることもある。

受精卵が胎児にまで成長する「家」となる子宮は、洋梨を逆さにしたような形をしていて、妊娠していないときは鶏の卵くらいの大きさです。そして、その左右両側に、卵巣と、細い腕のような卵管がついています。これらが、それぞれを定位置に固定する靭帯や、栄養を供給し、ホルモンを届ける血管とともに骨盤の中に収まっています。ここが、私たちヒトの妊娠の舞台となります。

卵管は、個人差はありますが平均的な長さは10㎝くらいです。太さはというと、外径は「卵管狭部」と呼ばれる狭いところで5㎜くらい、「卵管膨大部」と呼ばれる太いところで15㎜くらいというところでしょう。

ただ、内腔はこれよりずっと細い空間となり、もっとも細い部分の直径は1㎜ほどしかありません。

そして、この卵管が手を伸ばすよう

図2-2 卵巣の超音波写真

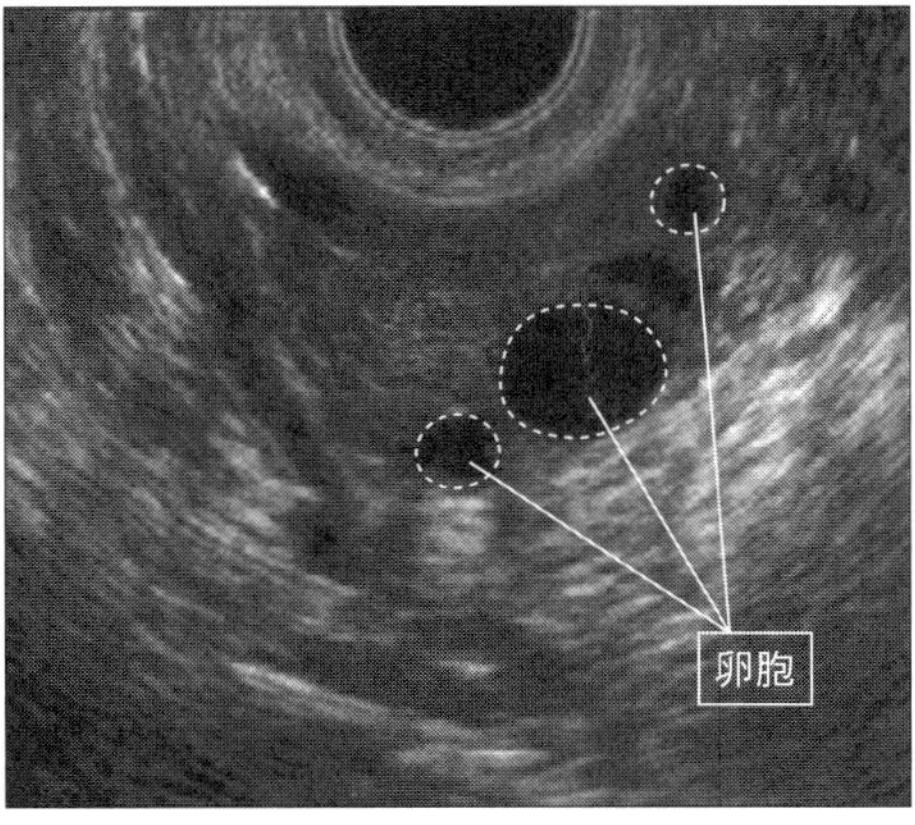

卵巣の中には、発育段階が異なるさまざまな大きさの卵胞がある。大きいものは超音波検査で見ることができて、大きさも測れる。

に伸びている先にあるのが、卵子の貯蔵庫である卵巣です。卵巣はうずらの卵のような楕円の球形を想像する人が多いかもしれませんが、実際は平たいものです。厚みが０・６〜１・５㎝の扁平な楕円形の臓器で、長径は２・５〜５㎝とかなり個人差があります。

生殖可能な年齢の女性の卵巣の中には、たくさんの休眠している卵子と、眠りから覚めて大きくなり始めた卵子があります。卵巣の中を超音波で見てみると、図２-２にあるように１個もしくはいくつかの黒い丸いものが見える時期がありますが、これは大きくなってきた卵胞が見えているのです。

生命はこうして始まる

卵子は、卵巣の中にむき出しで置かれているわけではありません。ある程度成熟した卵子は、おつきの女官を何人も従えた姫のように、ホルモンを分泌する細胞「顆粒膜細胞」と「莢膜《きょうまく》細胞（内卵胞膜細胞）」に囲まれています。これらが卵子と共にひとつの袋に納まり、卵子の成熟や排卵の〝仕掛け人〟として活躍しているのが「卵胞」というものです。

ここは非常に大事なところですが、男性の精巣は毎日新しい精子をたくさん作っていますが、女性の卵巣は、新しい卵子をまったく作っていません。女性の卵子は、女性がお母さんのお腹の中で胎児だった時代に一生分がすべて作られ、初期の卵胞にひとつずつ包まれて「第1減数分裂」（57ページ参照）の前期まで発育が進みます。そして休眠状態に入り、そのまま、ずっと目覚めのときを待つことになります。

長く保存されていた卵胞は、少しずつ目を覚まして育ち始めます。でも、目覚めたばかりの卵胞たちは、超音波検査でも見ることができない、とても小さな存在にすぎません。そして、そのまま成長を続けることができるものはごくわずかで、ほとんどはすぐに消失してしまいます。

しかし、あるものは、医師が超音波検査で見ることができる程度の段階まで生き延びることができ、脳からやってくるホルモンの指令を受けるようになります。そして、その中から毎月1個だけが「排卵」に至ります。

排卵とは、卵子が、卵巣の壁を破って外に飛び出すことです。その動力源は、大きくなって内部に液体をたくさん持つに至った卵胞の破裂です。

卵巣から腹腔内に飛び出した卵子は、卵管の先端部にある手のような形をした「卵管采《らんかんさい》」に捉えられて卵管に入ります。卵管采の独特な形から、卵管は昔「ラッパ管」などと呼ばれていました。排卵から着床までの流れを図2-3に示します。

卵子が卵管の中に入ったとき、卵管の中に精子がいれば、受精が起きる可能性があります。卵子は、そんなにいつまでも精子を待っていられません。

少し前まで、卵子は、排卵してから6～12時間だけしか受精できる能力を保っていられないと考えられていました。最近になって1日以上経った卵子でも出産例があることが報告されていますが、それでも、せいぜいそれくらいです。

卵子が精子と出会う場所は、卵管の先にあたる少し広がっている部分「卵管膨大部」です。

精子たちは卵子を取り囲み、頭部に持っている酵素を使って、卵子のいちばん外側の壁「透明帯」を破り、卵子の中に入ろうとします。そして、1つの精子が卵子に入ることに成功したら、その瞬間、卵子を包んでいる表層顆粒が破裂して細胞膜が変化するため、もう他の精子は入ることができません。

卵子の中に入ることができた精子は、頭部に格納していた染色体を放出し、尻尾は切り離されて

図 2-3 排卵から着床までの流れ

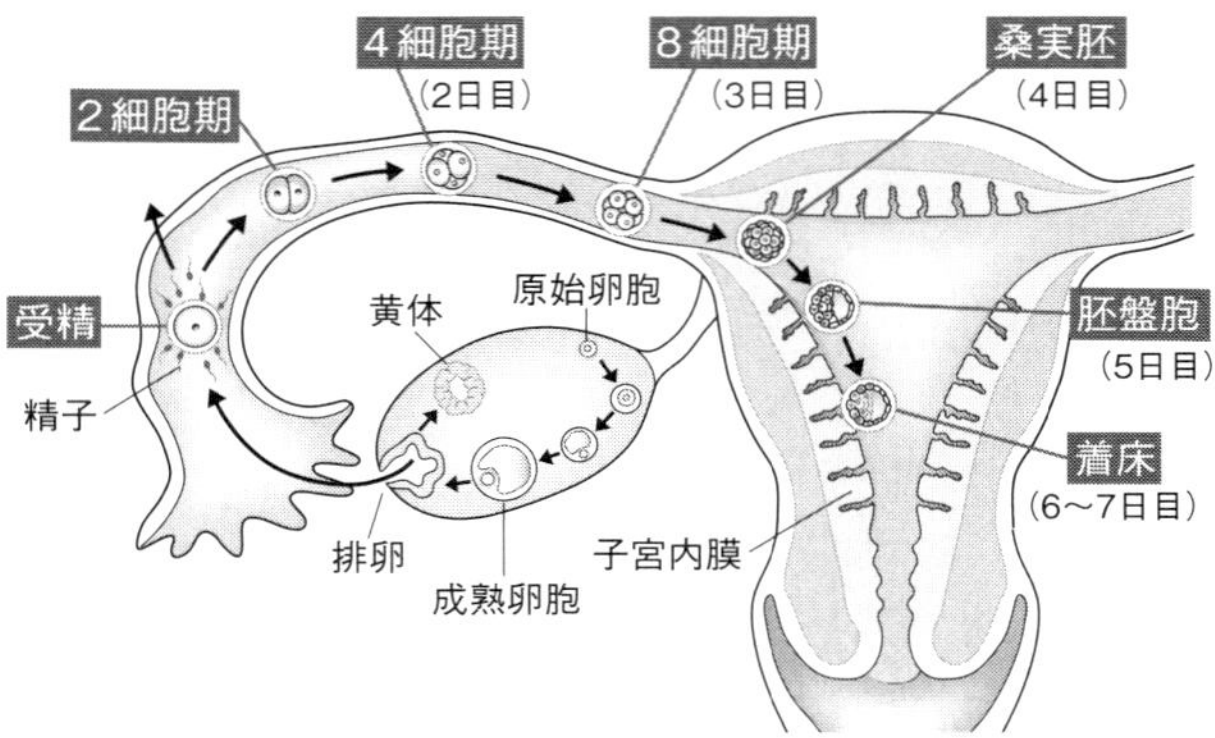

吸収されてしまいます。一方の卵子は、精子が入ると第2減数分裂を完了します。

やがて、顕微鏡下で見えてくる最初の変化は、卵子の染色体と精子の染色体が「前核《ぜんかく》」というふたつの核を形成するというものです。それらが合体してひとつの核となると、この瞬間から、父親と母親からDNAを半分ずつもらった新しい命が生命活動を開始します。そのひとつの細胞が分裂と増殖を繰り返すようになり、2個、4個と自分のコピーを増やしていきます。

これらの細胞は、まもなく「分化」を起こしてそれぞれに役割が決まっていき、あるものは胎盤の一部を構成する細胞になり、あるものは胎児の心臓を構成する細胞になります。私たちの身体は約60兆個の細胞からできていると言われていますが、もとをたどれば、このようにたった1個の細胞から始まったのでした。

受精卵は、分裂と増殖を繰り返しながら、卵管を移動して子宮に近づいていきます。受精卵は自分では動けないので、卵管上皮の繊毛《せんもう》運動により少しずつ運ばれていきます。この受精卵の旅は約5〜6日かかり、子宮に到着する頃、受精卵は100前後の細胞を持つ「胚盤胞《はいばんほう》」と呼ばれる状態になっています。

この頃になると、受精卵の表面を覆っていた硬い透明帯は薄くなって、やがて捨てられてしまいます。卵管の旅の途中で、受精卵は、それを内側から破って脱ぎ捨てるのです。これは「ハッチング（孵化《ふか》）」と呼ばれる現象です。人間の卵も孵化していたのです。

子宮は、この孵化した受精卵のためのふとん「子宮内膜」を厚くして待っています。もし受精卵がこなければ、これははがれてしまって「月経（生理）」と呼ばれる現象になります。

受精卵がやってきた場合は、受精卵は子宮内膜に埋没して組織の中に血管を張り始め、胎盤を作る準備を開始します。これが「着床」と呼ばれる現象で、新しい命はこうして子宮の中で育ち始めます。

妊娠の鍵を握る女性ホルモンの波

こうした妊娠のプロセスは、ホルモンの分泌に支えられています。

ホルモンは目には見えませんが、生命活動全般において映画監督や指揮者のような役割を果たします。卵子に「育ちなさい」と伝えるなど、さまざまな活動を促進したり、もしくは抑えたりするのです。

ホルモンはごく微量で大きな作用があり、ちょうど薬のようなものです。不妊治療では、ホルモンを化学的に合成したものが薬として随所で使われます。ただ、自前のホルモンは、自分の身体の中で作られ、身体が決める量とペースで放出されます。たとえば、身体の中では一定の間隔をおいて「パン……パン……」と律動的に少量ずつ放出されているホルモンが、薬では注射でいっぺんにたくさん入るという違いはあります。また、最近は長時間効き続ける薬が増えていたりもします。しかし現代ではわかっていない違いがあるかもしれませんが、化学式は同一で、自前のホルモンと薬は、作用はほとんど同じです。

生殖を司るホルモンを分泌する器官と、ホルモンの名称、その働きについては、12ページの一覧表に示しました。ホルモンの種類は数々ありますが、中でもとくに重要なホルモンは次のとおりです。

脳から分泌されるもの

・GnRH（ゴナドトロピン放出ホルモン）……視床下部から分泌

・FSH（卵胞刺激ホルモン）、LH（黄体化ホルモン）……下垂体（下垂体前葉）から分泌

（この2つがゴナドトロピンの代表です）

卵胞から分泌されるもの

・エストラジオール（E2／卵胞ホルモン）……卵胞から分泌されるエストロゲンの代表

・プロゲステロン（P4／黄体ホルモン）……黄体から分泌（黄体はじつは卵胞と同じものです。卵胞は破裂して卵子を送り出すと、名前は「黄体」となり、役割も変わります）

図 2-4　月経周期に伴うホルモン分泌量や卵胞の変化

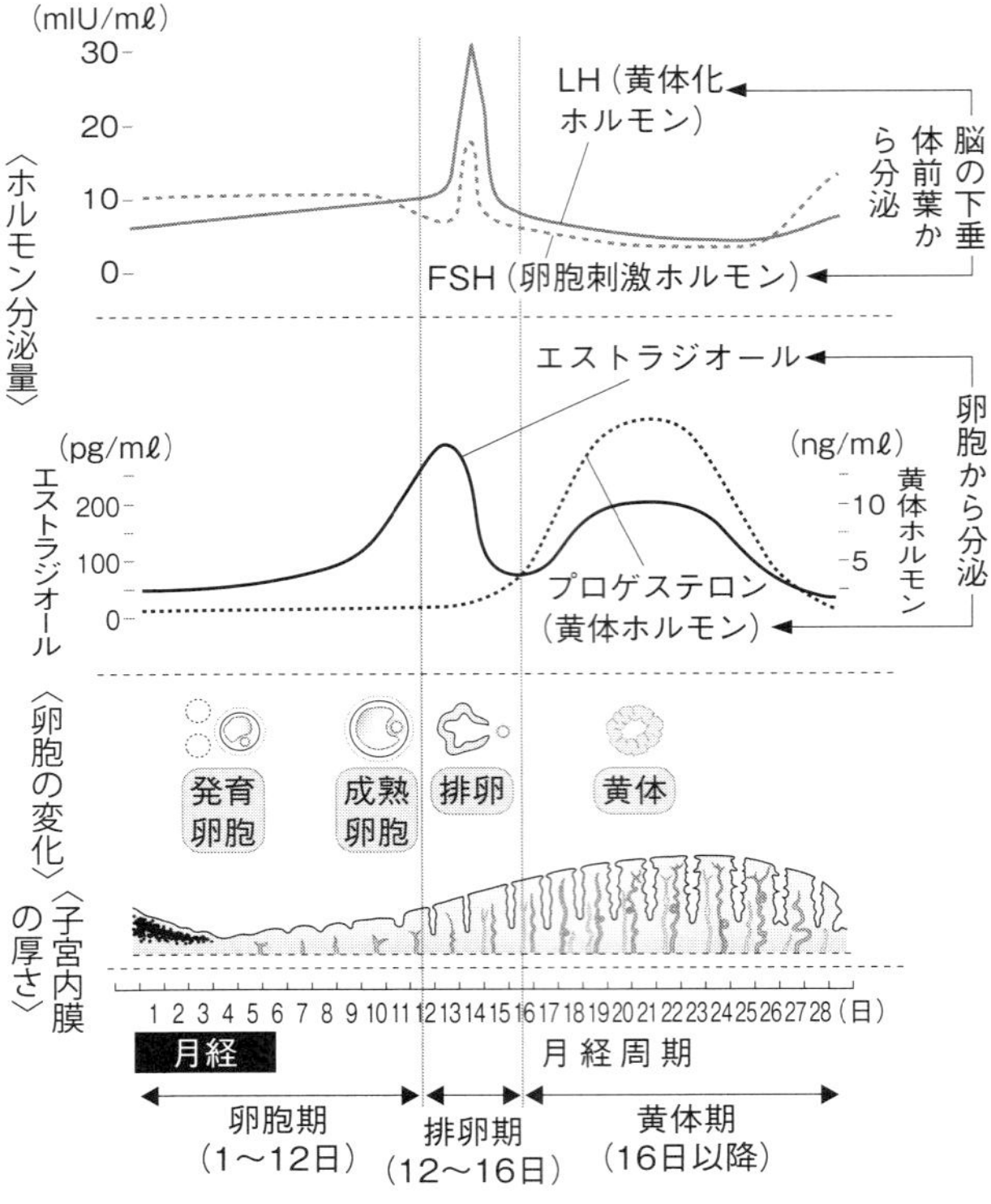

ホルモンは、いつも同じように出ているわけではありません。生殖年齢の女性の身体では、これらのホルモン分泌量が常に上下していて、28日前後のサイクルを織りなしています。これを「月経周期」もしくは「周期」と呼びます（図2－4）。

図を見てわかるように、ひとつの周期の中でこれらのホルモンは、異なる時期に増えたり減ったりします。1周期のうち、排卵をはさんで前半を「卵胞期」、後半を「黄体期」と呼びます。また、排卵の頃を「排卵期」と呼ぶこともあります。

周期は、月経の初日を第1日とします。周期が28日として書かれる本が多いですが、実際には人によってまちまちです。排卵から月経の開始までにあたる黄体期の日数は個人差が小さいのですが、卵胞が育つ時期である卵胞期の日数がばらばらなのです。同じ人でも、何らかの理由によって周期の日数は変化します。医学的には、その正常範囲は25～38日と考えられています。

排卵期におりものが増える理由

ＦＳＨ（卵胞刺激ホルモン）は、卵胞を大きく成長させるホルモンです。

図2－4を見るとわかるように、基本的に卵胞期には出続けますが、排卵の数日前――ちょうどエストラジオールの値がせり上がってくる頃にいったん下がってから、排卵時に再び上昇しま

す。そして黄体期に入るとしばらく下がり続けますが、妊娠しなかったとわかると、次の周期の卵胞を育てるために上昇してきます。

このＦＳＨ、そしてＬＨ（黄体化ホルモン）は脳の下垂体（下垂体前葉）から出ます。そして下垂体は、視床下部というところから出るＧｎＲＨ（ゴナドトロピン放出ホルモン）の支配を受けています。会社組織にたとえて言うなら、まず視床下部という部長がＧｎＲＨを出し、その命令で係長の下垂体がＦＳＨ、ＬＨを出して、それを受けた部下の卵胞が育つという仕組みです。

成熟してきた卵胞は、自分からエストラジオール（エストロゲンの一種）を出します。これは子宮に「卵胞が育ってきた。まもなくそちらへ行くかもしれないから、準備をしておいてくれ」と合図をするホルモンで、子宮内膜を厚くします。さらに、子宮に受精卵を運ぶ卵管にも作用します。

身体の外見においても、エストラジオールには皮膚のつやなどを増して女性を美しく見せる働きがあります。「エストロゲン（estrogen）」という名称は「estrous（発情性の）」と「genesis（成る）」という言葉から作られています。

エストラジオールには子宮頸管から分泌される頸管粘液（おりもの）を増やす働きもあります。子宮頸管とは子宮の入り口にあるくびれた部分を指します。膣は、平素は強い酸性となっていますが、それは乳酸菌のデーデルライン桿菌《かんきん》が膣の上皮に多く存在するグリコーゲンから乳酸を作り、環境を酸性にしてカビや雑菌を防いで清潔を保っているからです。

しかし、体液というものは弱アルカリ性が普通であり、酸性の環境は、菌だけでなく精子にとっても非常に過酷な状況です。そこで、排卵が近づくと、頸管粘液が増えてきて、精子の通り道を作るのです。精子は頸管粘液に守られながら、頸管粘液の川をさかのぼるように子宮内へ進んでいきます。

このように、エストラジオールの量が増えてくると子宮も、卵管も、子宮頸管も、みんな「卵子が成熟してきた」と知り、排卵に向かってスタンバイするのです。このタイミングで、脳はLH（黄体化ホルモン）を大量に放出して、卵胞に「排卵せよ」という指令を与えます。これを「LHサージ（大波）」と呼びます。

脳は卵巣からだいぶ離れたところにありますが、脳も容易に、卵巣ではエストラジオールが増えてきたと知ることができます。ホルモンは、放出されると血液中に入り、血管を通って全身を回るものだからです。

このように、それぞれのホルモンは固有の役割を持ち、お互いの様子を把握しながらチームで仕事をしています。あるホルモンの量が増減することによって他のホルモンの分泌量も変わる仕組みは「フィードバック」と呼ばれ、増加が増加を招く場合は「ポジティブ・フィードバック」、増加が減少を招く場合は「ネガティブ・フィードバック」といいます。

先ほどFSH（卵胞刺激ホルモン）は排卵の前にいったん下がると言いましたが、それは、FSHがエストラジオールの増加に対するネガティブ・フィードバックで減少していると考えられます。卵胞期の途中で卵胞を育てるホルモンが減るのは、いちばん大きくなったただ1個の卵子しか排卵させず、残りの排卵候補たちを消してしまうことと関連していると考えられています。

〝恋人モード〟から〝母親モード〟に切りかわる

排卵が起きると、卵子を送り出したあとの卵胞はつぶれ、形だけでなく名前も「黄体」と変わります。消えてしまうのではなく、卵胞を形成していた細胞の多くは残って次の仕事にとりかかるわけです。それは、プロゲステロン（黄体ホルモン）というホルモンを分泌して、子宮内膜を育てる仕事です。

プロゲステロンという名称には「妊娠（gestation）のための（pro）ステロイド（steroid）ホルモン（hormone）」という意味があります。先ほど、排卵前に増えるエストロゲンには、その名に「発情」という意味があると説明したのを覚えていますか。つまり女性の身体は、ここで〝恋人モード〟から〝母親モード〟に移るのです。

着床がうまくいって妊娠が成立すると、プロゲステロンとエストラジオールの両方の分泌がぐんぐん増加していき、妊娠の継続を助け続けます。

しかし、妊娠が成立しなかった場合はプロゲステロンとエストラジオールの値は下がり始め、そうなると子宮内膜は維持できなくなって剝がれ落ち、血液と共に体外に排出されます。これが「月経」です。

プロゲステロンが下がり始め、月経がまもなく始まるかという頃になると、再び、卵胞を育てるFSHが増えてきます。早くも、次の月経周期の準備が始まっているのです。

このように、異なる働きを持つ4つのホルモンの波が次々とうまく立ち上がることによって、卵巣では卵胞が育ち、排卵が起きて、子宮も受精卵を育てる準備ができます。

基礎体温を記録すると月経周期が見える

月経周期は、女性に気分の変化をもたらすことが知られています。これも個人差がありますが、女性によっては、黄体期に気分が落ち込みやすくなったり、いらいらしたりします。これが日常生活に支障が出るほどになると「PMS（月経前症候群）」と呼ばれます。黄体期は肥りやすくなるとも言われますが、これは黄体期は黄体ホルモンが活発に働いて受精卵を育てる態勢に入るため、身体に水分をためこみやすくなったり、食欲が増したりするためです。

月経周期は、もっとも安静にしているときの体温「基礎体温」（朝、目覚めて起き上がる前に計測する）も変化させます。

黄体ホルモンは体温を普段より0・5℃ほど上げるので、排卵後、基礎体温は高温期が続き、それが下がり始めると月経になります（図2－5）。

この基礎体温の計測は、日本では長い間、妊娠したければ必ず行うべきことのように考えられてきました。ひとつには排卵日が推測でき、妊娠しやすい日の見当をつけることができるからです。たしかに卵子が受精能力を保つ時間は短いので、妊娠可能日は知りたくなります。

排卵日は、月経が規則正しくくる人は「次の月経予定日から2週間さかのぼった頃」と考えて計算することができます。また、頸管粘液

図 2-5 女性の基礎体温の変化

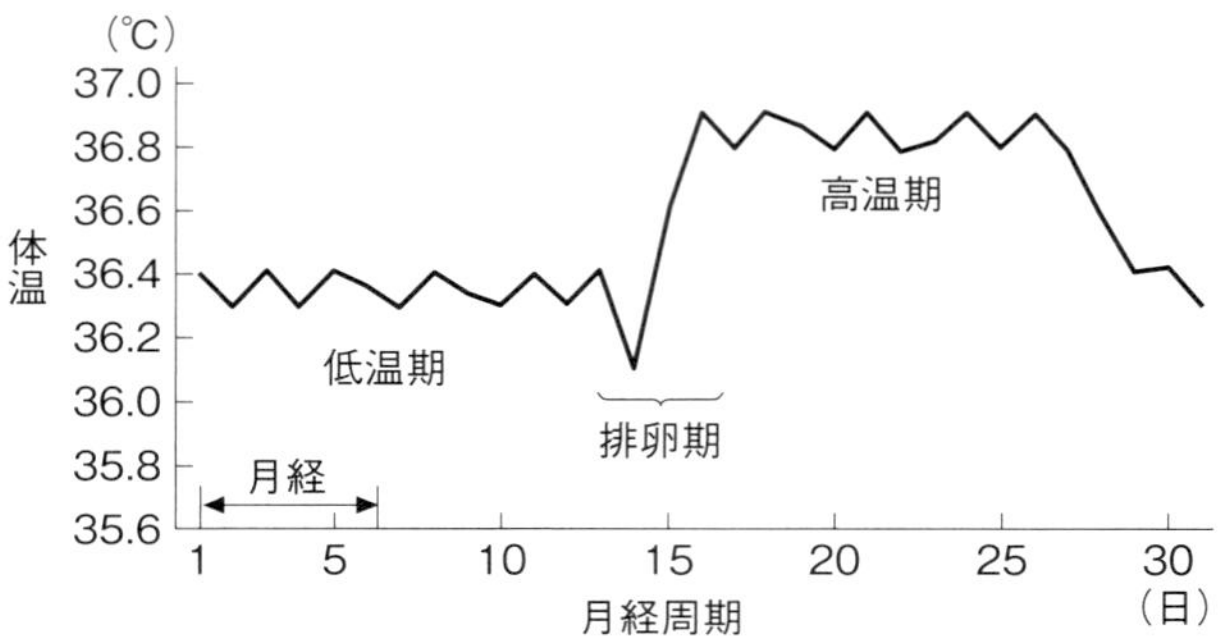

排卵期を過ぎると黄体ホルモンの作用で高温期となり、それが下がってくると月経が始まる。低温期と高温期の体温の差は0.5℃ほど。

（おりもの）が増加してくること、胸が張ってきたり、性的な気持ちが高まってくることなどで排卵日の接近がわかる女性もいます。でも、月経不順の場合は計算ができませんし、自覚症状がある人ばかりではありません。そこで基礎体温計測の出番となります。

また、基礎体温の変化は、ホルモンの波がうまく来ているかどうかを推察するひとつの手がかりともなります。グラフが通常の形と大きく違う場合は、ホルモンがうまく出ていなかったり、過剰だったりする可能性があります。

しかし、検査についてお話しする第3章で詳しくふれますが、本書では、基礎体温の計測は必ず要るものだとは考えていません。排卵日の推測やホルモンの検査としては、正確さという点で超音波検査や血液検査に劣りますし、精神的な負担になってしまうこともあるためです。

このように妊娠の知識には、古くは重要だったけれど、現代では状況が変わってきているものが少なからずあります。でも、これについてはあとでお話しすることにして、先へ行きましょう。

出産に至る確率は4回に1回

これまでに見てきた卵子が受精して着床に至る仕組みは、見事というしかありません。ただ、これらが常に順調に進むかと言えば、それはなかなか難しいのです。

どれくらい難しいかというと、じつは、もっとも妊娠しやすい年頃の健康なカップルでも、うまくいく月経周期のほうが少ないのです。

子どもが欲しくなって避妊をやめれば、次の月（月経周期）には妊娠するだろうと思っているカップルはよくいます。しかし実際にはそうならないことが多く、その理由は圧倒的に卵子にあります。じつは女性は、赤ちゃんになれる卵子を毎月排卵しているわけではないのです。

子宮も卵巣も、男性のほうもまったく健康ですべてがうまく働いていても、その月に排卵した卵子自身に力が足りなければどうしようもありません。

ただ通常は、このことはほとんど問題になりません。たいていのカップルは、何周期か過ごすうちに出産できる卵子が排卵してきて、そのうち妊娠するからです。

精子と卵子が出会って出産に至る平均的な確率は、4回に1回くらいだと考えられています。現実に、避妊をしない健康な男女では、1年以内に約8割が妊娠することが知られています。ですから、避妊をやめたのに妊娠しないととまどいを感じている人も「どうしてかな」と思っているうちに妊娠してしまうのです。

ただ、そこには「女性が若ければ」という条件がつきます。

今は高齢妊娠の年代で妊娠しようとする人が多くなったので、待っていても、なかなか妊娠しない人が増えてきました。出産に至ることができる卵子が排卵される確率は、40代では年間に何回もないだろうと言われています。

つまり、若い世代では避妊をやめて数ヵ月も経てば妊娠するカップルが多いのですが、40代では時間がかかる可能性が高く、やがては待っていても妊娠しない状態になります。

そのため、子どもが欲しいのにまだ授かっていない高齢の夫婦は、自然に妊娠するのを待っているうちに産めない時期に入ってしまう可能性もあります。現代の不妊は、この不安から受診する方がもっとも多いのです。そこには、次に述べるような卵子の特殊な作られ方がかかわってくるわけです。

毎日30個の卵子が消えていく

しばらく卵子の一生を追ってみましょう。

人の身体では、まだ胎児とも呼べない発生（受精）から約2週間後の時点で、早くも、卵子、精子のもとになる「始原生殖細胞」が作られます。

その後、始原生殖細胞は、その子が女の子であれば卵子のもとになる細胞に分化していき、卵巣のもとになる性腺へ移動します。しかしその子が男の子であれば、男の子だけが持つY染色体にのっている遺伝子が発現して、始原生殖細胞を精子のもとになる細胞に分化させます。

女の子の胎児では、卵巣ができると、その表面にある「皮質」と呼ばれる部分で、卵子を作る細胞である「卵祖《らんそ》細胞」が現れます。これが盛んに細胞分裂を繰り返して、卵子の初期の姿である「卵母《らんぼ》細胞」がたくさん作られます。その数はピーク時には７００万個にものぼると言われています。この生まれたての卵子は、できたそばから、前述の卵胞という卵子を育てる袋に包まれて「原始卵胞」と呼ばれる状態になります。

しかし妊娠４ヵ月くらいになると、卵母細胞を作り続けてきた卵祖細胞は、卵巣から姿を消してしまいます。ですから、卵子は新しく作ることができないのです。

さらに卵子は、作られたと思ったら、すぐに大変な勢いで消え始めます。妊娠初期の胎児期に７００万個も作られた卵子は、生まれる頃には１００万～２００万個程度になっています。そして思春期となり、初潮を迎える頃には卵子の数が30万個程度になっています（図２－６）。

女性は、これらの卵子を携えて生殖可能な時期を迎えるのですが、その後もさらに、若い女性ならば毎日30個ほどのペースで卵子を失っていきます。そして、卵巣の中の卵子の残り個数が１０００個くらいになると、月経周期が成立しなくなり、閉経となります。卵胞の中でホルモンを作っている顆粒膜細胞なども卵子と一緒になくなるので、ホルモンの波によって成り立っている月経周期が巡らなくなるのです。

このように卵子というものは、ほとんどが消えてしまう運命にあります。ですから、子どもになれる卵子はもちろんのこと、毎月1個排卵している卵子でさえ、きわめて幸運な例といえます。一生の間に女性が排卵する卵子はトータルで400〜500個といわれますが、これは体内で作られた卵子700万個から見れば、1万個に1個より低い確率です。

それでも自然の仕組みはよくできていて、妊娠のチャンスというものは、本来、けっこ

図2-6 卵子の数は胎児期をピークに減少していく

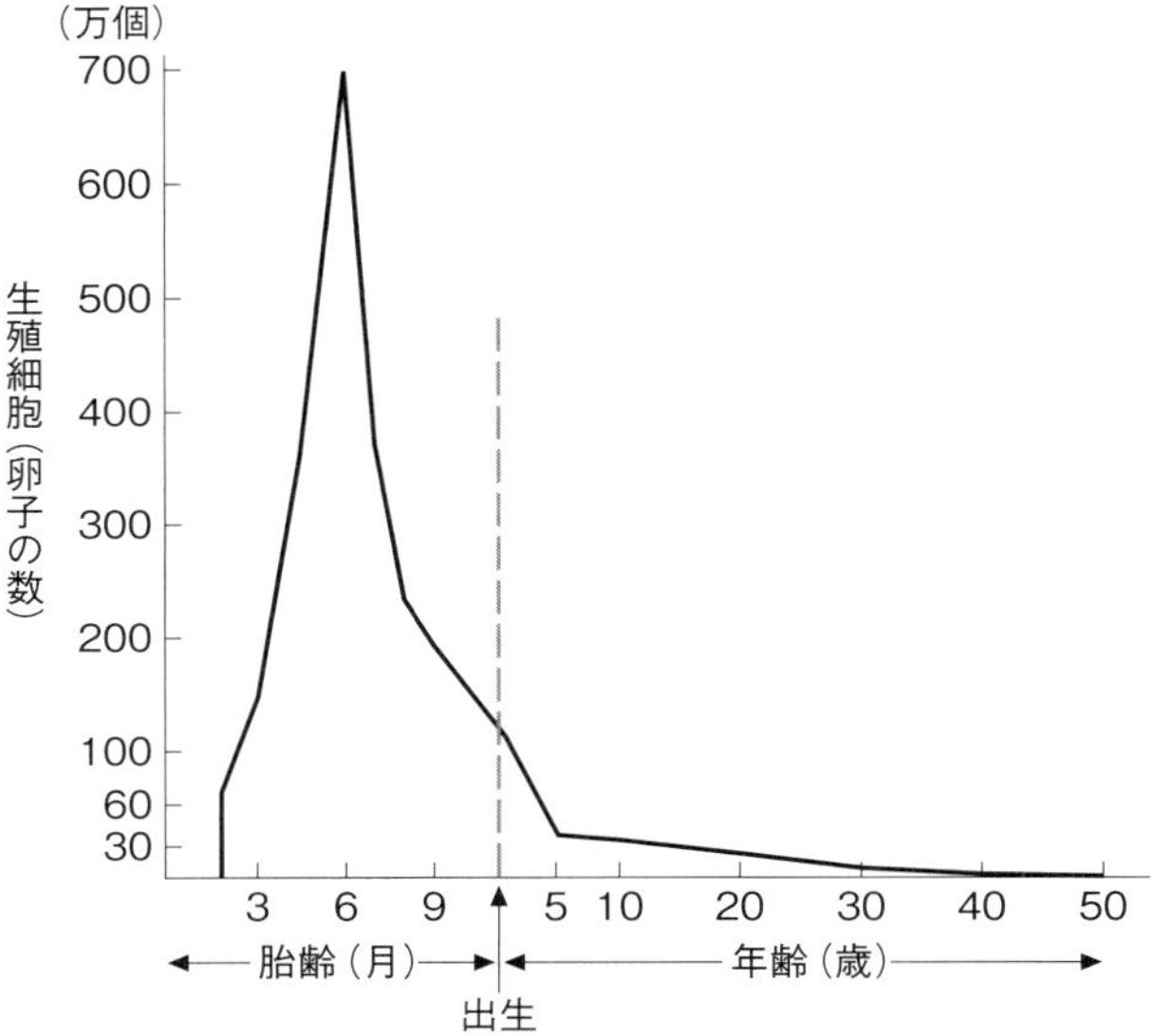

女性の卵巣における生殖細胞の数の変化。胎児期に作られた700万個から急速に減っていき、10〜12歳頃には約30万個に（数値は報告者によって少し違いがある）。
Baker TG, *Biol Sci*, 1963を改変

うたくさんあるのです。ただ現代女性は、その多くを見送ってしまっているだけです。

年齢が高くなればほとんどの卵子は消えてしまうものの、中には40年間くらい卵巣の中で生き続け、元気な赤ちゃんになって生まれてくる卵子も存在します。この事実は、考えてみれば驚異的なことで、神秘的ですらあります。

ふつう細胞の寿命というものは、たかだか3ヵ月くらいしかありません。私たちの身体の60兆個ある細胞たちは、ほとんどが3ヵ月単位で入れ替わっているのです。精子などは約80日ででき て、10日間もすれば死滅し、白血球に食べられ吸収されてしまいます。

それなのに、なぜ卵子だけが40年間も生きられるのでしょうか。ここには「休眠している」という卵子の特性がかかわっているのでしょうし、おつきの細胞たちの活躍も大変なものなのでしょう。でも、そのメカニズムについてはまだ何もわかっていません。

目覚めてから半年かけて排卵に至る

卵子たちは、どのように休眠から目覚めて育ち始め、中途で消えたり、排卵に至ったりするのでしょうか。ここでは、卵子の成長を少し詳しく見ていきましょう。

卵巣を超音波で見ると卵胞がどんどん大きくなっていくのが見えますが、その時期の卵胞には、単に袋のサイズが大きくなるだけではない、さまざまな変化が起きています。

まず、卵子の核の中にある身体の設計図「染色体」に注目してみましょう。

卵母細胞は、胎児期に作られて「第1減数分裂」の前期まで進み、そこで休眠状態に入り、そのまま貯

図2-7　生殖細胞の減数分裂の仕組み

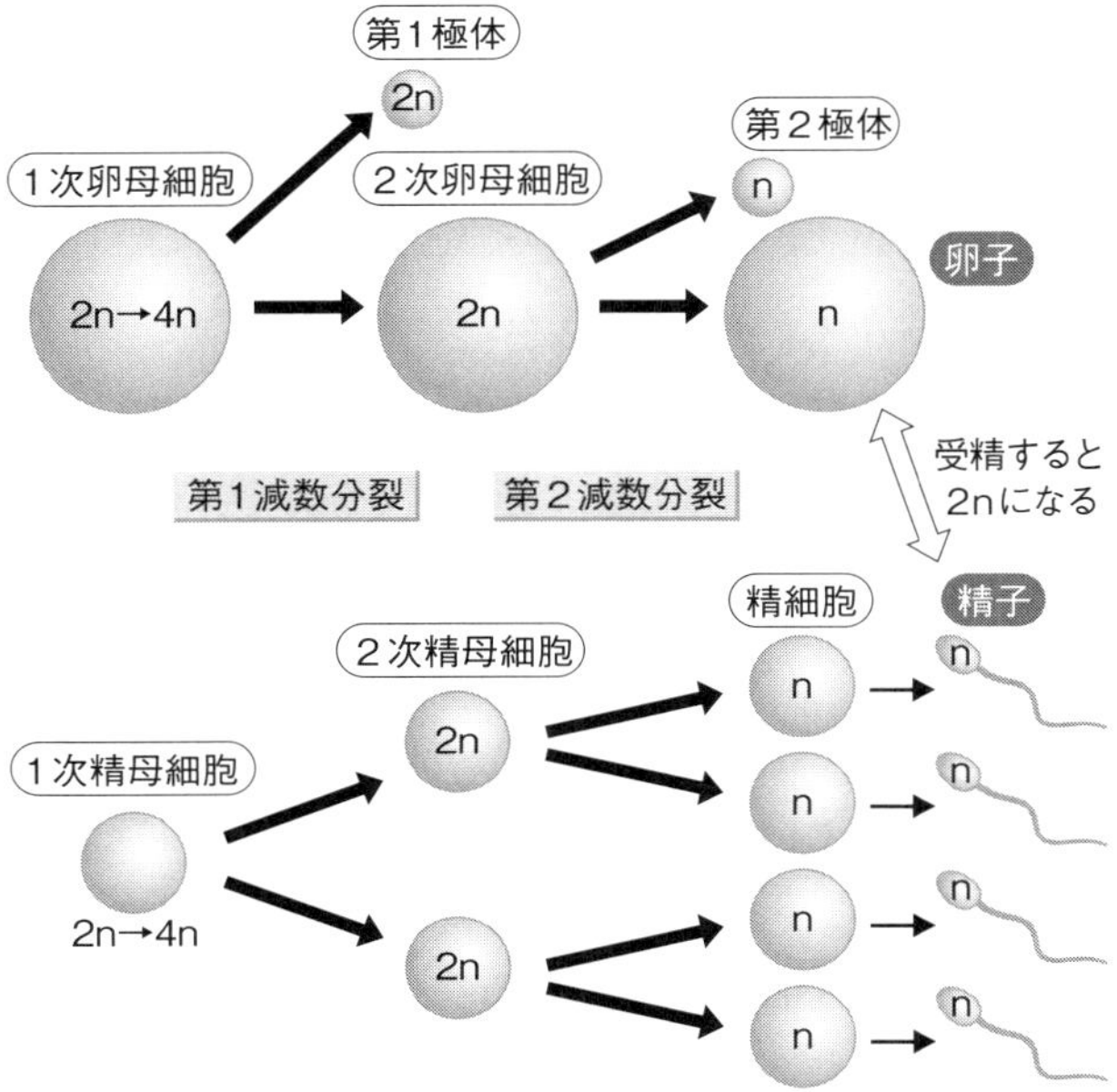

1つの卵母細胞から1つの卵子、1つの精母細胞から4つの精子が作られる。2nは染色体がペアで存在することを示す。卵子の減数分裂でできた極体は、退化して消滅していく。

蔵されていると説明しました。

「減数分裂」とは、細胞分裂の特別な形で、生殖細胞に特有なものです（図2-7）。卵子、精子といった生殖細胞は、成熟するまでに、自分の染色体の本数を半分に減らさなければなりません。

通常、ヒトの細胞の核の中にある染色体は23種類（常染色体22組＋性染色体1組）のものが2本ずつあるので合計46本です。しかし生殖細胞は、受精すると相手の染色体と自分の染色体が合体するので、それぞれが46本の染色体を持っていたら受精卵の染色体が92本になってしまいます。そこで、生殖細胞は、あらかじめ自分の染色体の数を半分にしておく必要があるのです。

減数分裂は第1減数分裂と第2減数分裂の2期に分けられ、卵子は、休眠から目覚めると第1減数分裂の途中から成長を再開します。

卵子が「目覚める」とは、休眠中は何もしていなかった遺伝子が、あるとき何かの理由で再稼働し、受精に向かって成長の行程を再開するということです。ちなみに、卵子の内側で進むこのような発生学的な変化は、不妊治療では「成熟」と表現されます。

卵巣の中で、一体どんな法則があって次に目覚める卵子の順番を決めているのかは、まだわかっていません。ただわかっているのは、卵巣では、月経周期の何日目であっても、毎日、次々にたくさんの卵子が目覚めているということです。

卵子の成熟が本当に完了するのは、精子が入って受精してからと考えられています。また、目覚めから排卵までの日数を見ると、なんと約半年もかかります。その過程の全体像と、各時期の大きさや名称を示したのが図2-8です。

ここで、「おや、保健体育の授業で習ったことと違う」と思った方もいるかもしれません。多くの方は、排卵の仕組みを教わったときに「卵子は、排卵する月経周期のはじめに『今月の卵子たち』が一斉に目覚めて競い合い、その中でもっともよいものが選ばれて排卵する」というイメージを持った方が多いのではないでしょうか。

それは、昔はごく小さな卵子のことがわからなかったので、そう教えるようになったのだと思います。現在では、卵子は排卵する周期の約6ヵ月も前から起きているし、決まった日に一斉に目覚めるわけでもないことがわかっています。

実際には、女性が月経周期の何日目にあろうとも、卵子たちは次々と目を覚ましていくのです。それをイメージとして示したのが、図2-9です。

ある卵子が消えずに成熟していく場合、その過程は2つの段階にわけて考えることができます。第1段階は、脳からのホルモンとは無関係に、卵母細胞が自発的に目覚め、成熟していく段階です。この時期に卵胞は「1次卵胞」まで成長しますが、あまりにも小さいので、医師が診察で観察することはできません。

図2-8 卵胞が育ち、排卵するまで

卵胞の呼び方		特徴	成長の日数	
原始卵胞		顆粒膜細胞に発達する細胞に囲まれている。	3ヵ月以上	
1次卵胞		1層の顆粒膜細胞に囲まれる。		
2次卵胞	前胞状卵胞	顆粒膜細胞が多層化して、莢膜細胞、透明帯などができる。		約3ヵ月間
	胞状卵胞	ゴナドトロピンの受容体が発達する。卵胞腔が形成される。自然妊娠では、この大きさのものから排卵する卵胞が1つに決まる。	約14日間	
	成熟卵胞（グラーフ卵胞）	顆粒膜細胞、莢膜細胞が多量のエストラジオールを分泌して子宮などに着床の準備をさせる。内腔が大きくなると、破裂して排卵となる。		

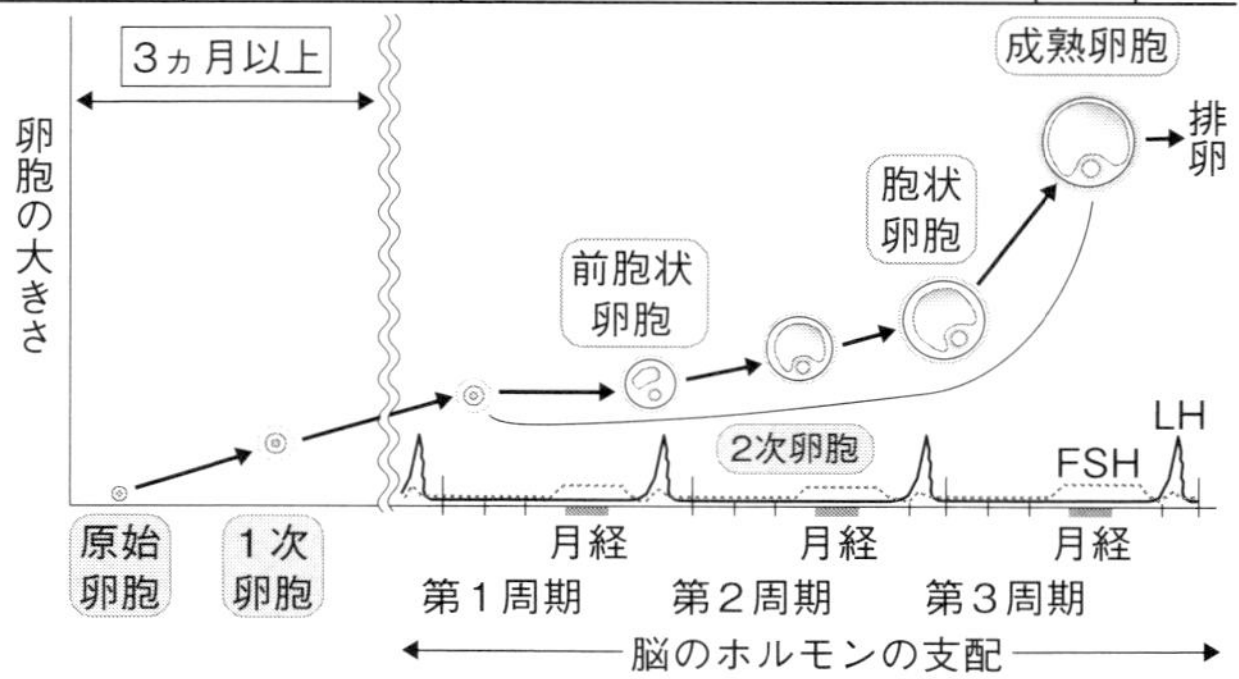

原始卵胞が目覚めてから排卵に至るまでには約半年がかかる。排卵前の周期（図では第3周期）になるとFSHの影響を受けて卵胞が急速に成長する。

（上）『病気がみえる vol.9婦人科・乳腺外科 改訂3版』をもとに作成、（下）Adashi, E. Y., *Reproductive Endocrinology, 3rd edition*, 1991を改変

その次の段階は、卵胞の中に腔が生じて、そこに「卵胞液」と呼ばれる液体が溜まってくる「2次卵胞」の段階です。

目覚めてから3〜4ヵ月間生き残ってきた卵胞は、排卵可能な周期の前々月には、成熟してこの段階に到達して脳からのホルモンに支配されるようになってきます。このあと、卵胞がさらに成長して数㎜になってくると、医師は、超音波検査で卵胞を観察することができます。

排卵するたった1つの卵子はどのように選ばれるか？

2次卵胞は、脳から分泌されるＦＳＨ（卵胞刺激ホルモン）に影響されるように

図 2-9 卵胞は毎日たくさん目覚めている

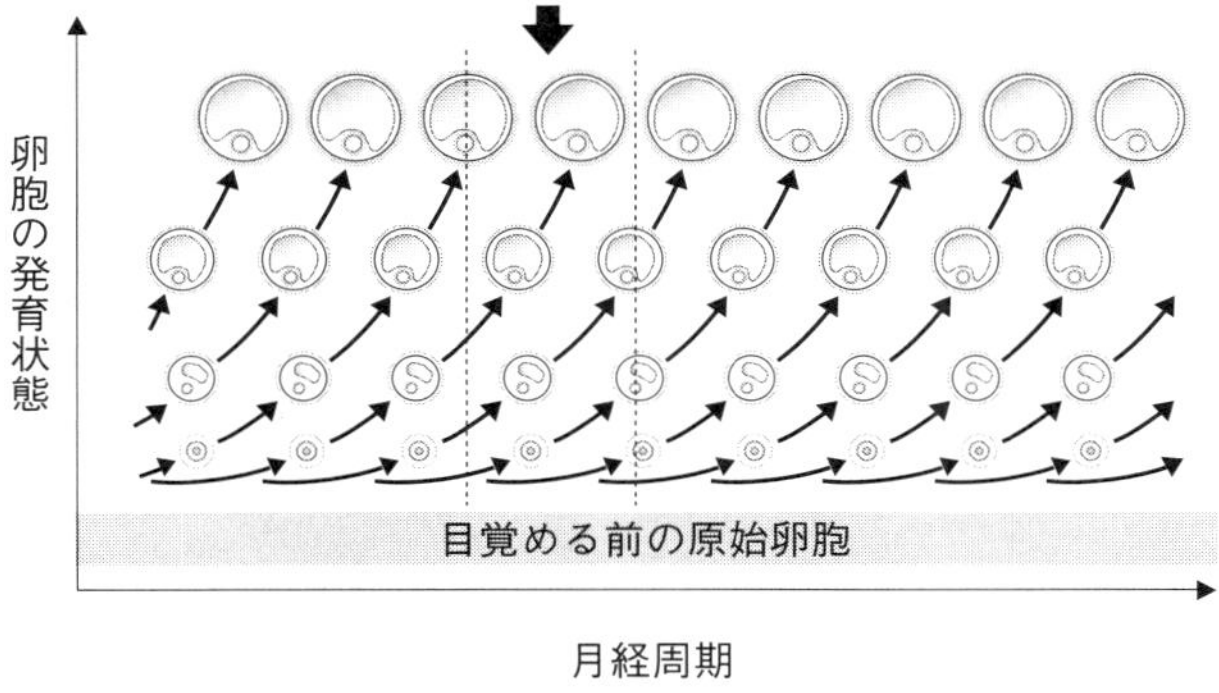

卵胞は月経周期に関係なく毎日目覚めているため、図中の太い矢印で示したある期間を見てもわかるように、卵巣の中にはいつもさまざまな段階の卵胞がある。

Gougeon, A., *Human Reproduction*, 1986を改変

なりますから、成長の度合いが一気に加速していきます。その様子も60ページの図2－8を見るとよくわかります。

しかし、ヒトの自然な妊娠では、排卵していく卵子は基本的にたった1個――他の卵子は卵胞もろともしぼんでしまうのです。FSHがたくさん分泌され卵胞たちが育ち始めると、ある時点でいちばん大きくなっている卵胞が、排卵に向かって進めるたった1個の卵胞に決定されます。英語ではこの現象は「dominance（優越）」と呼ぶのですが、本書では「セレクション」と言うことにします。選ばれたものは「優勢卵胞」「主席卵胞」などと呼ばれますが、ここでは「主卵胞」とします。このセレクションのために、人間は1回で妊娠する子どもの数が原則的に1人となります。

ただ、このセレクションは、卵子の質をしっかり見極めて1個の卵胞が選ばれているわけではなく、偶然性が働いています。そのときの卵胞の大きさ（成熟の程度）で決まると考えられているのです。

これまでお話ししてきた卵子が目覚めて排卵に至るまでの過程をイメージに表すと、図2－10のようになります。

セレクションの段階までたどり着ける卵子は、そうたくさんあるわけではありません。若い人なら平均10個程度、高齢妊娠の人なら、かなり大きなばらつきはありますが数個くらいが平均でしょうか。

　1回の出産で何匹も子どもが生まれる他の哺乳類であれば、これらの生き残ってきた卵子たちはそのまま育ってもよいのです。じつは、一度に何匹も子どもが生まれる哺乳類は、子宮が左右にわかれてふたつあり、複数の胎児が育ちやすい形になっています。しかしヒトには、双子や三つ子以上の妊娠は避けようとする仕組みがあり、進化の過程で左右の子宮がくっついてひとつになりました。

　子どもが1人（1匹）だけ生まれることを「単胎」と言いますが、ヒトは他の動物とは異なる身

図2-10　排卵する卵子が決まるまで（イメージ）

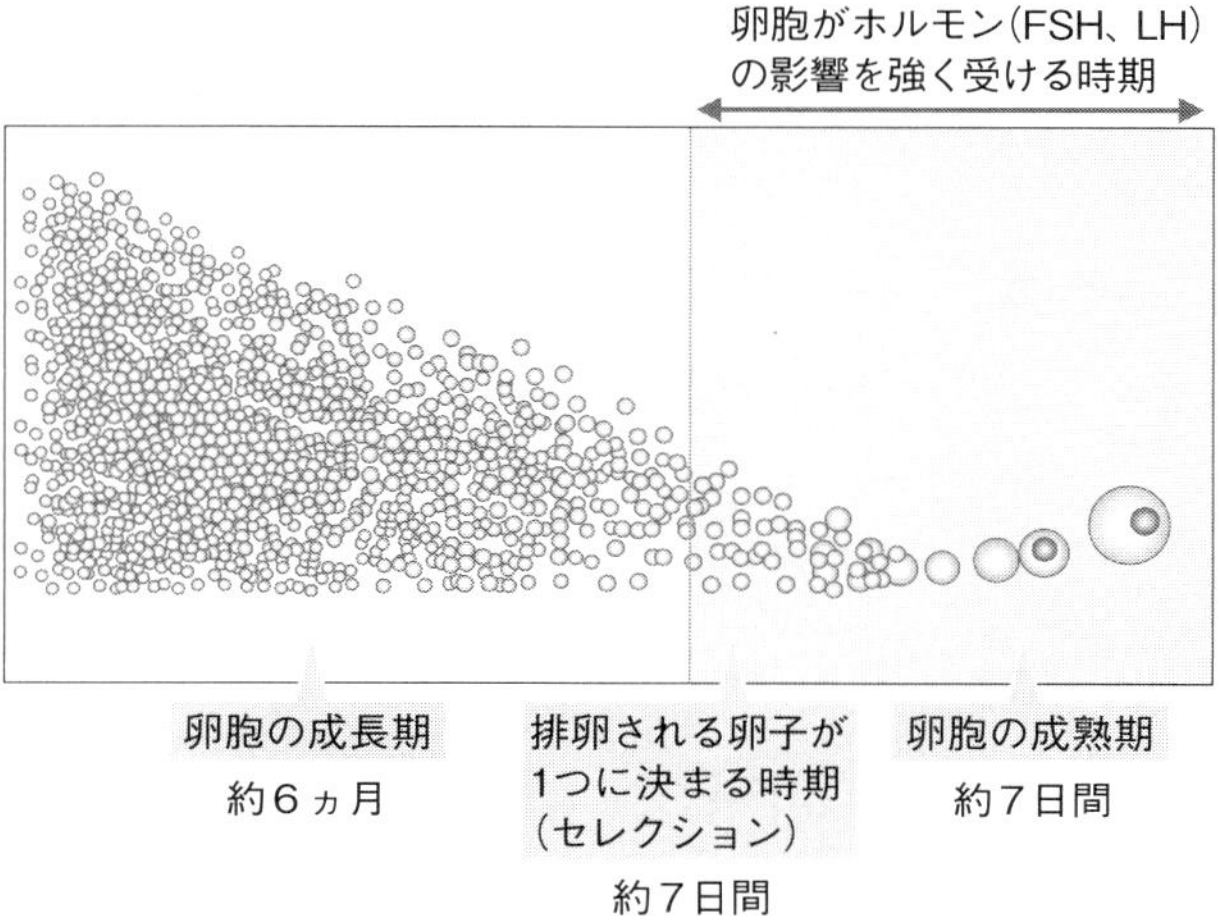

目覚めた卵子は徐々に消失していき、セレクションの時期を過ぎると、数個～10個程度となる。その中から選ばれた1つの卵子だけが成熟し、排卵に至る。

体に進化してきたため、基本的に子どもは単胎で産むという戦略をとったと考えられます。おそらく二足歩行と大脳の発達が、ヒトの出産を負担の大きいものにしたからでしょう。身体に比して、ヒトの胎児は頭部が大変大きくなっていますし、一方で母親の子宮や骨盤は小さくなっています。

　セレクションの時点から、卵胞を育てるFSH（卵胞刺激ホルモン）の量は減っていき、それまでの8割程度になります。でも、いちばん大きかった卵胞だけはFSHに対する感受性が高まり、ますます大きくなっていくことができると考えられています。最終段階である排卵寸前の卵胞は「グラーフ卵胞」と呼ばれますが、卵胞腔の部分にたくさんの卵胞液をたくわえてパンパンにふくれてお

図2-11 成長途中の卵胞の中の様子

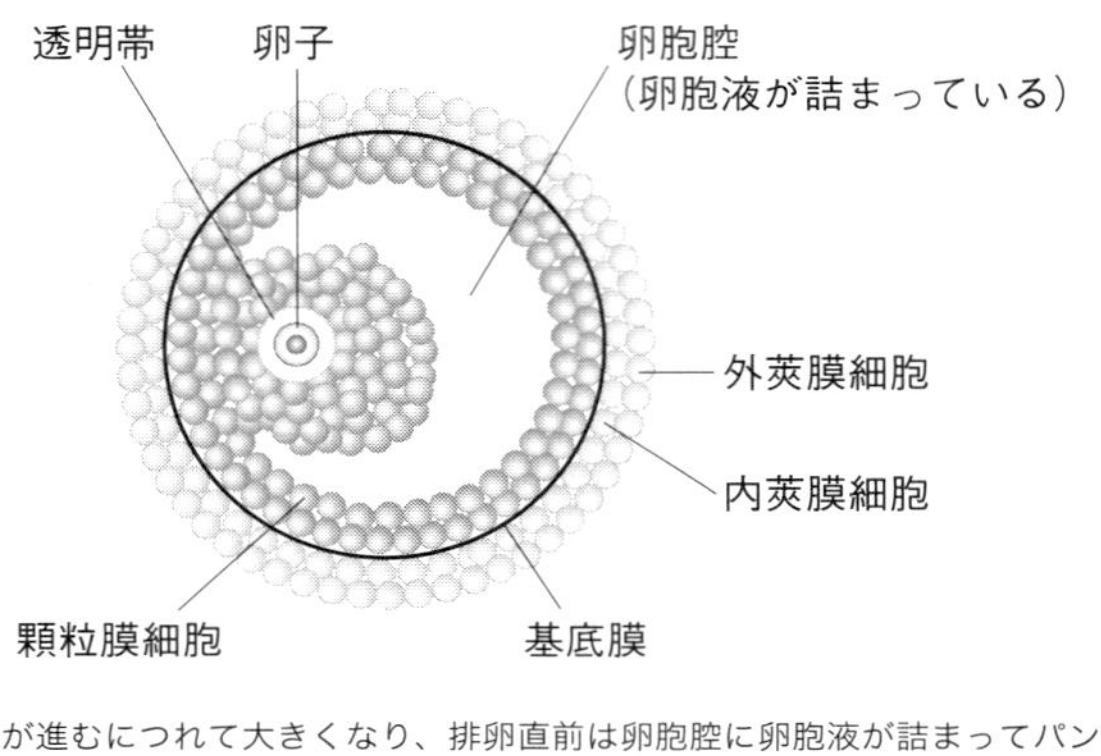

成長が進むにつれて大きくなり、排卵直前は卵胞腔に卵胞液が詰まってパンパンにふくれる。

り、最大時の大きさは20㎜前後にもなります。図2－11は、卵胞の中の様子を示した図です。

その一方で、排卵しない他の卵胞たちは自分を壊してしまう現象「アポトーシス」を起こして、しぼんでいってしまいます。これは、「閉鎖卵胞」と呼ばれます。

排卵する卵子がいちばん良いとは限らない——体外受精の戦略

ここで、ちょっと寄り道をして、治療法のお話をしておきます。

不妊治療では、「排卵誘発剤」と呼ばれる薬がよく使われるのをご存じかと思います。これを使うと、主卵胞にならなかった卵胞も成長させ、複数の卵胞を排卵できる状態に導くことができます。

注射の排卵誘発剤は成分としてはＦＳＨ（卵胞刺激ホルモン）やＬＨ（黄体化ホルモン）と同じなのです。だから、これを薬で身体に入れることで、すべての卵胞が育ち続けるのに十分なホルモンの血中濃度を保つことができます。

セレクションの時点までたどり着いた卵胞は、どの卵胞もそれなりに強いものなので、主卵胞以外は子どもになる力がないかと言えばそんなことはありません。それは、双子や三つ子で生まれてくる子どもたちや、他の多産な哺乳類を見れば、よくわかることです。

また、主卵胞は、たしかにセレクションの時点ではいちばん大きかったわけですが、大きければ子どもになれる力がいちばん強いわけではなく、子どもになれることを保証しているわけでもありません。先ほど「排卵する卵胞は必ずしも子どもになれる卵胞ではない」と書きましたが、もしかしたら、子どもになれる卵胞は、その周期の候補生たちの中でいちばん大きいものではなく、2番目、3番目のものだったかもしれないのです。

つまり、候補生たちの中で、本当に子どもになれるものがどれかはわからないのです。そこで、できるだけ多くを薬で救済して、受精させてみようというのが、排卵誘発剤を使った体外受精の戦略です。そうすれば、子どもになれる卵子に巡り合える確率は上がります。

高齢妊娠の方は、子どもになれる卵胞は少なくなっていますし、一周期一周期が限られた時間の中のチャンスです。ですから、この戦略は有効に働く可能性があります。

この方法は、始まった頃には、双子、時には三つ子以上の妊娠を増やしてしまうというデメリットが大きな問題となりました。今でも、それは完全に解決されたわけではなく、不妊治療がかかえる課題のひとつになっています。とくに最近は、卵子を体外に取り出さない一般不妊治療（タイミング法、人工授精）では、排卵誘発剤による多胎妊娠が問題になっています。

でも、卵子を体外に取り出す体外受精の場合は、子宮に戻す受精卵の数を選択することができます。現在では、2個以上の卵子が受精卵になった場合、一周期に戻すものはひとつだけにする「単一胚移植」が普及しました。これにより、体外受精では多胎妊娠は劇的に減少しました。戻さなかったものは凍結して、その後の周期に使うことができます。これについては、あとでまた詳しく述べます。

精子の作られ方と男性不妊

これまで卵子の話ばかりをしてきましたが、精子についてもお話ししておきましょう。

男の子になる胎児はホルモンの働きで男性生殖器が作られ、始原生殖細胞から精巣の中に精子を作る「精祖細胞《せいそ》」や、精子の成長を助ける「セルトリ細胞」などができていきます。でも男性が実際に精子を作り始めるのは誕生後、それも思春期を迎えてからです。

思春期以降の男性の精巣では、精祖細胞が、生涯、細胞分裂を繰り返して精子を新しく作り続けます。女性と違って男性は、精巣の機能に問題がなければ高齢になっても新しい精子を作り続けることができるのです。

精子は図2-12のように、初期には尻尾のない、丸い形をしています。

精巣の内側には「精細管《せいさいかん》」という非常に細長い管が多数あって、その管の内側を覆う膜の中に、精子を作り、育てる細胞があります。精子は成熟するにつれ管の内腔のほうへ移動し、最後の段階で尻尾ができると、精子は精細管の中を泳げるようになります。その管は、精巣の上にある「精巣上体」という部分につながっています（図2－13）。精子たちは、ここに貯蔵されて出番を待つのです。

精子ができ始めてから一人前の精子となるまでの日数は、約80日です。出番を待っていられるのは10日間ほどで、使われなかった精子は吸収され消えてしまいます。そして、毎日1億個ほどもできてくる新しい精子に席を譲ります。

精子の頭部の中には、子孫へ生命の情報を伝えるＤＮＡが格納されています。精子

図2-12 精子の成熟

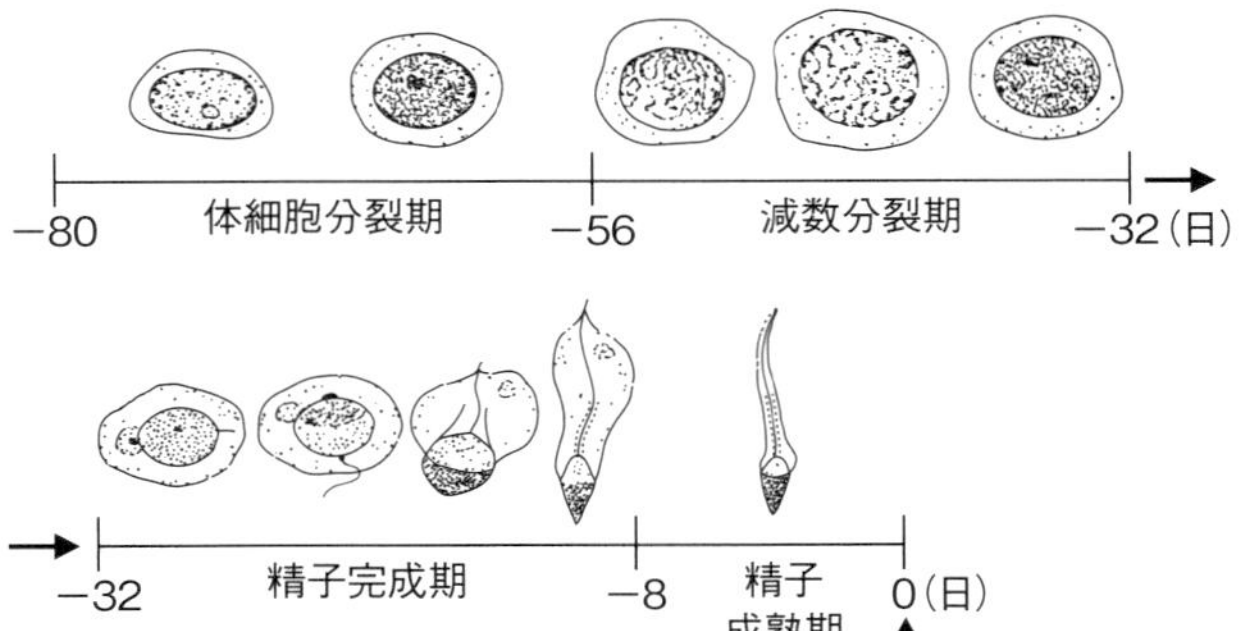

精子もはじめの精粗細胞の時期は丸い形をしている。体内で作られてから約80日で一人前になる。

は、これを抱えて卵子のいるところまで自力で泳がなければならないので、活発に動く尾を持ち、首のやや太くなった部分には、その動力源であるミトコンドリアを持っています。また、卵子の固い殻透明帯を溶かすための酵素も頭部の先端に準備しています。

性的興奮が起きて射精が起きる際には、男性ホルモンの代表「テストステロン」というホルモンが深くかかわっています。

1回の射精では1億ほどの精子が出て行くと言われていますが（実際には著しい個人差と日による増減があります）、卵子への道のりは、先に書いたように酸性の環境などとの闘いもあって厳しいものです。最終的に卵子と出会える場所である卵管膨大部に行くまでには数十分から1～2時間を要し、その時点で精子は100～1000個になっています。

精子がもともと少ない場合は、卵子に到達できるものがとても少なくなってしまい、なかなか受精が成立しません。

卵子の中に入れる精子は1個だけなのですが、自然に受精するには最初に一定の数が必要とされます。

これは、卵子の周りにある透明帯などの硬い部分を突破するには、大勢の協力が必要なためだと思われます。このとき精子は、頭部から酵素を出して透明帯を溶かそうとするのですが、それは、たくさんの兵士が来て難攻不落の砦を落とそうとしているようなものです。

精子の状態については、数の他にも運動性、形などいくつかの指標がありますが、これについては検査のところで詳しく述べます。

精液検査を受けたくないと思う男性は少なくないのですが、じつは、精子が少なかったり、動いていなかったりするために起きる不妊には、非常に効果的な方法があることは覚えておいてください。

胚培養士（エンブリオ

図 2-13 男性生殖器と精子の構造

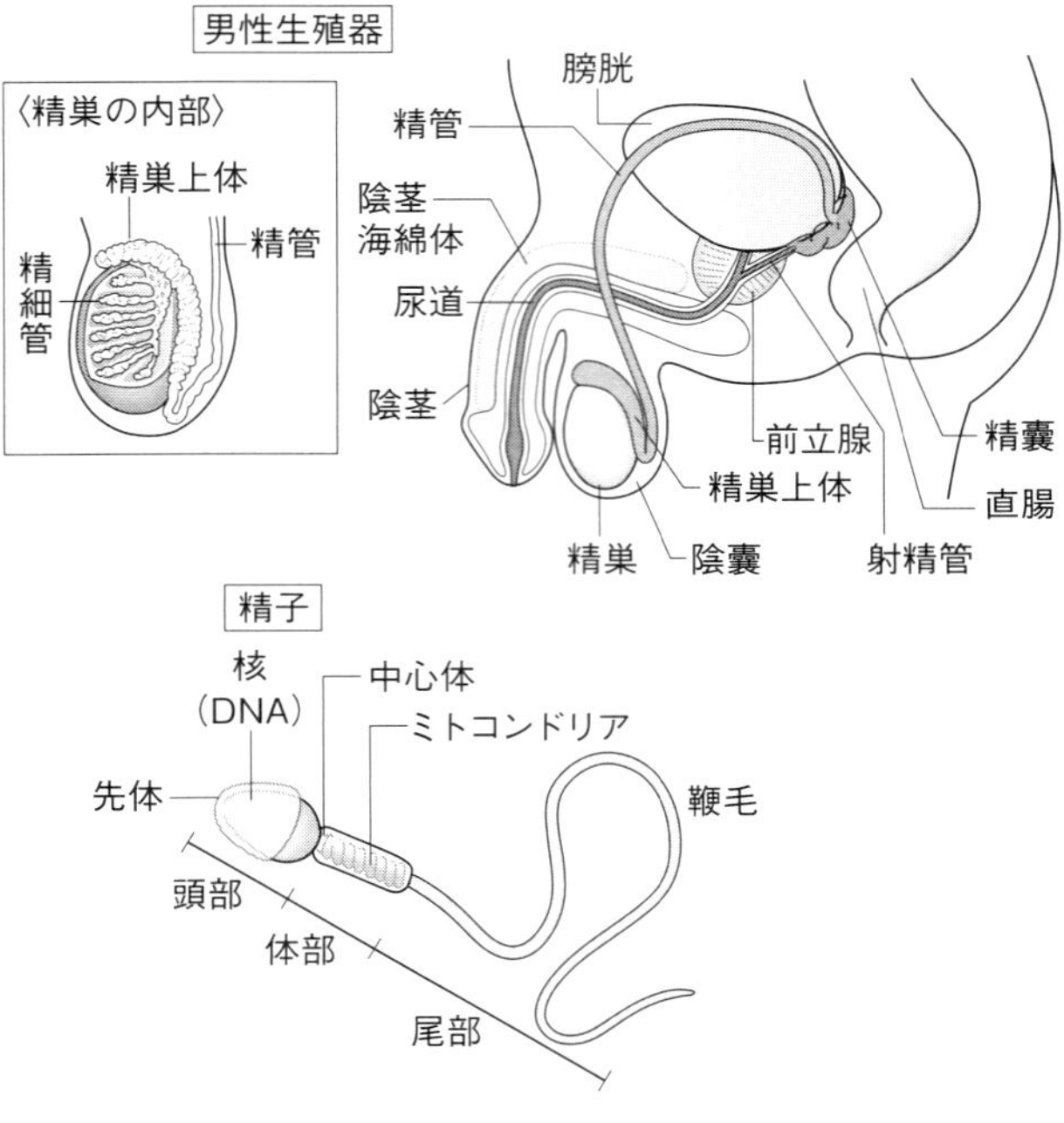

ロジスト）が顕微鏡下で精子を卵子に入れる「顕微授精」が、そうした男性不妊に対するきわめて有効な治療手段です。詳しくは第5章でお話ししますが、顕微授精では、精子が1個しか得られないカップルであっても妊娠が可能です。

男性不妊とは、ほとんどの場合は、何らかの理由で精子が卵子にたどり着けないことが不妊につながるわけです。ですから治療の戦略としては、体外受精、顕微授精で精子を直接的に卵子へ届けたり、カテーテルで子宮まで精子を送り込む「人工授精」を行ったりすることになります。

受精のプロセス

精子が女性の子宮や卵管内で生きていられる日数は一般的に言って、3〜5日程度です。卵管膨大部で待っている間に、幸運にも卵子がやってきたら、精子たちは、それを一斉に取り囲みます。排卵してから精子が行く、つまり卵子が精子を待つ状態もあり得ますが、卵子の受精能を保っている期間が短いことを考えると、精子が先にいることのほうが多いはずです。

卵巣と卵管は離れていますが、じつは、これはヒトの特徴です。他の多くの哺乳類動物では、この部分はつながっています。ヒトの卵管采がどのような仕組みでうまく卵子をキャッチできているのか、その詳細はまだ知られていません。

卵管は、実際には骨盤の形に添って丸くカーブするので、左右の卵管、卵管采は近い位置で向き合うことになります（36ページ図2－1）。そのため、ときには、右の卵巣から排卵した卵子を、左の卵管采がキャッチすることもあります。また左右の卵巣は、一般的には交互に排卵すると言われていますが、実際にはそうならないこともあります。その月にどちらが排卵するのかは、左右の卵巣を観察して育ってきている卵胞の様子を見なければわかりません。

さて、実際の受精を見てみますと、卵子と精子は、ものすごく大きさが違います。卵子は0・1㎜ほどもあり、人の細胞としては巨大といえるほどの豪華さで、ぎりぎり肉眼でも見ることができます。これにひきかえ、精子は全長でも0・05㎜程度しかありません。

しかし、おびただしい数の小さな精子たちは、もう必死です。卵子をみんなで取り巻き、外側の殻「透明帯」を溶かす酵素を出す頭部を卵子にくっつけて、しばらくの間、卵子の周囲でとても激しく動いています。

受精は、誰よりも早く卵子のいるところに来た精子が、まるで陸上競技の勝利者がゴールテープを切るように卵子に飛び込むイメージでよく語られます。しかし、顕微鏡下で受精の瞬間を見られるようになると、精子はサーッと卵子に飛び込むことなどできないし、イメージとしては前述のように団体競技のような感じだということがわかりました。

やがて、卵子を取り囲んだ精子たちのうち、どれか1個がすっと透明帯を通過し、その後、卵細胞膜内に突入します。

するとその精子は、「ＰＬＣζ《ゼータ》」という物質を放出します。これが、新しい生命のスイッチがオンになる瞬間だと考えられています。ＰＬＣζは、卵子の中でカルシウムを繰り返し大量に放出します。

この現象が起きると、もう他の精子は卵子に入れなくなります。そして、卵子は第２減数分裂の仕上げの過程を終え、成熟を完了します。精子も頭部に持っていた自分のＤＮＡを放出して、卵子と精子はそれぞれ「前核」と呼ばれるものを形成します。

この前核が合体すると、ついに新しい命のＤＮＡのセット「ゲノム」のできあがりとなり、そのときから赤ちゃんの身体を作り上げることを目指した細胞分裂が始まります。刻々と成長していく胚は、卵管から子宮に運ばれます。卵管を移動する５～６日間に、受精卵の姿はこのように変わっていきます（図２－14）。

卵管は伸縮する筋細胞でできていて、受精卵ができる頃になると、ホルモンの影響を受けて動きが活発化しています。卵管の内側には繊毛という動く毛のような組織もあって、これが重要な役割を持っています。クラミジア感染症になるとこの繊毛が痛んでしまうため、卵子がうまく運ばれず不妊や子宮外妊娠の原因になります。

子宮にやってきた受精卵は、子宮内膜に埋もれて着床します。着床して数日のうちに、受精卵

図2-14 受精後の受精卵の変化

① 2前核

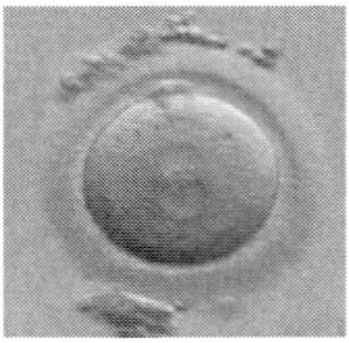

中央に見える2つの丸い形のものが、卵子と精子それぞれから形成された前核。

② 2細胞

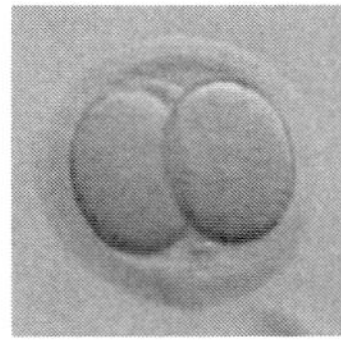

受精翌日になると、細胞分裂が開始。

③ 4細胞

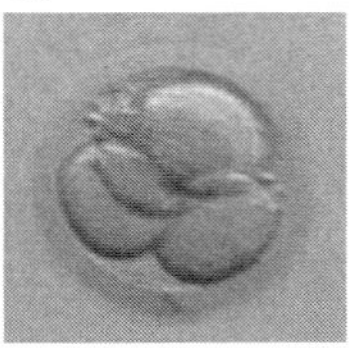

④ 8細胞

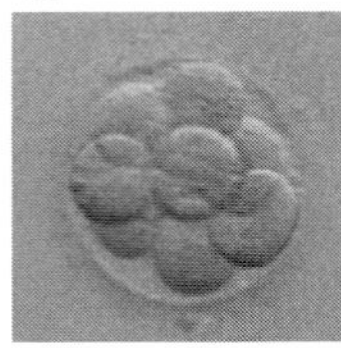

受精後3日ほど経つと、8分割まで細胞分裂が進む。

⑤ 桑実胚

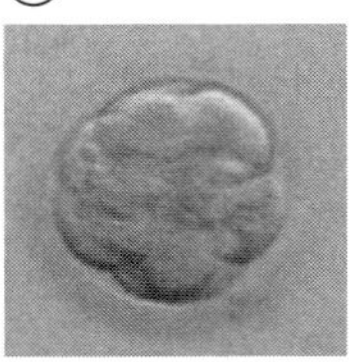

受精から4日ほど経った状態。分割した細胞同士が密着してくる。

⑥ 初期胚盤胞

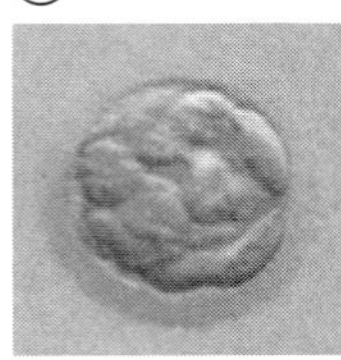

受精から5日ほど経つと、細胞質の内部に隙間（胞胚腔）ができはじめる。

⑦ 胚盤胞

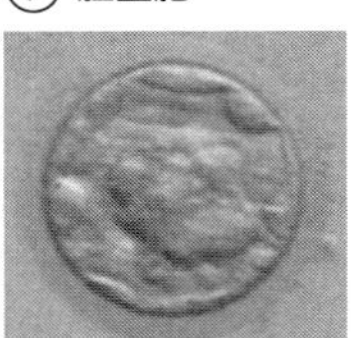

胞胚腔が次第に広がっていき、将来、胎児になる部分（内部細胞塊）や胎盤になる部分（栄養外胚葉）が判別できるようになっていく。

⑧ 拡大胚盤胞

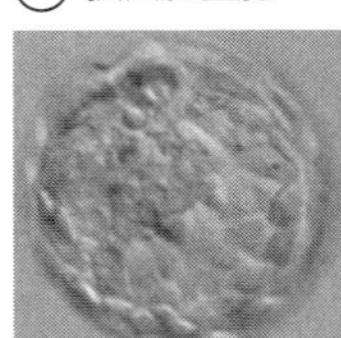

さらに発育が進むと、胞胚腔がさらに広がり、胚を覆っている透明帯が薄くなる。

胚の状態によって成長の速度は異なるが、受精後から細胞分裂が進み、およそ5～6日間で胚はこのように変化していく。

の細胞の一部は、胎盤のもとになる「絨毛《じゅうもう》」という組織になっていきます。

人体には自分以外のものを拒む免疫の働きがありますが、子宮は自分ではない存在を受け入れ、自分の身体の中で胎児が胎盤を作り、血流から酸素や栄養をもらうようになることを快く許します。この寛容さこそ、妊娠の大いなる神秘のひとつです。最近少しずつ出てきた報告によると、これには、どうやら受精卵自身から出ているホルモンやサイトカイン（免疫に関係する特殊なタンパク質）が大きくかかわって子宮の拒絶反応を抑えているようです。

絨毛は、ｈＣＧ（ヒト絨毛性ゴナドトロピン：Human chorionic gonadotropin）という、妊娠を継続させるために重要なホルモンを分泌し始めます。妊娠した場合、黄体を生かし続け、プロゲステロンを大量に分泌させるのはこのｈＣＧの働きです。これは尿中に出るので、感度のいい試薬であれば受精後２週間くらいすると——ちょうど月経の予定日頃です——妊娠の判定検査が可能になります。

不妊とは、これまでお話ししてきたストーリーの、どこかがうまくいかなくなっている状態です。

第3章

不妊検査の最新事情

広く普及している不妊検査でも、最近になってあまり意味がないとわかってきたものも数々あります。どんな検査が必要で、それにはどんな意味があるのか、ポイントを押さえて効率よく受けるのがベストです。

「不妊症」の意味

この章から不妊治療についてお話しししていきます。

ただ、最初にお話ししておきたいのは、不妊症というものは、今の日本では「病気」と考えられていません。そして、一般的な病気やその治療とはずいぶん違うところがあります。

不妊治療は不妊検査から始まるのですが、では、不妊検査とはいったい何を調べる検査でしょうか。かなりたくさんの方が、不妊検査とは、「不妊症かどうかを調べる検査」だと思っているようですが、これは正しくありません。

医学的には、不妊症かどうかを決める基準は「妊娠しない期間」だけです。単に、一定期間妊娠しない状態を不妊症と呼び、不妊の理由や検査結果は一切問われていません。

その期間は各国の学会が決めていて、国によって不妊症の基準は違います。日本産科婦人科学会は、長い間これを「2年間」としていました。しかし、晩産化の影響もあってだいぶ以前から海外では「1年間」でしたので、2015年には日本でも1年間に変更されました。期間を決めた根拠は、一般的に避妊をしていないカップルは、1年以内に約8割、2年以内に約9割が妊娠すると考えられてきたためです。ですから、妊娠しない期間が1年経っていれば自動的に不妊症だということになりますが、この名前には、実際的な意味はあまりないと思います。

そもそも妊娠のしやすさには、女性の年齢による大きな差があることは何度もお話ししたとおりです。もしも42歳で結婚した人が、「不妊症かどうかわからないから2年間様子をみよう」ということにしたら、妊娠しない場合は44歳になってしまい、体外受精で妊娠する確率はほとんどなくなってしまいます。

河合は取材の中で「早く受診したかったのですが、受診を2年がまんしました」と言う人に出会ったことがあります。不妊症の定義が変わる前で、どこにでも「自然な夫婦生活を送っていて2年間妊娠しなかったら不妊症」と書いてあったからです。2年待たずに受診すれば、医師に「不妊症ではないのに、なぜ来たんだ」と怒られる、と

表3-1 不妊相談に受診するタイミング

女性が34歳未満	1年間妊娠しない場合
女性が35歳以上	半年間妊娠しない場合
女性が40代	子どもが欲しいと思ったとき
何らかの理由でセックスができない	

思っていたそうですが、そんなことはありません。

「なかなか妊娠しない」「早く妊娠したい」と思って医師に相談するのは、いつでもかまいません。基礎体温をつけていなくてもかまわないし、月経中でも問題はありません。

ただ、そうは言っても、いちおうの目安が知りたいという方は多いので、表3－1にあげておきます。医師によって見解は少し違いますが、ここから大きく外れた考えを持つ医師は少ないと思います。学会による統一基準などは日本にはありません。

異常が見つかったほうが早く妊娠する？

では、不妊検査ではいったい何を調べているのでしょう。

不妊検査では、身体に妊娠を妨げているところがないかを、現在の医療レベルで可能な範囲で見ていきます。検査の結果、異常がないと言われると「よかった、私たちは間もなく妊娠できる」と思う人がいますが、その解釈は違います。

この最初の検査で問題がはっきりとわかるケースは思ったよりずっと少なく、半分くらいです。これまでずいぶん「まだ、このメカニズムはわかっていません」と言いましたが、メカニズムがわからないものは検査もできないということです。誰にでも必ず訪れる生理現象の「加齢」

が、そもそもの原因となっていることも多いのです。そのため、このように検査でどこにも悪いところがみつからない患者さんが、今とても増えています。

「異常なし」の結果を受け取った人は、一般的には「ステップアップ」と呼ばれる方法で、負担の少ない治療から順にやっていくことになります。これは、あとで詳しく話しますが、最初は排卵とセックスのタイミングを合わせる「タイミング法」を何回か行います。それで妊娠しないようなら精子を子宮内に直接届ける「人工授精」へ、もしくは体外に取りだした卵子に精子をふりかける「体外受精」へと進みます。

半分くらいの人は、検査で何か上手くいっていないところが見つかります。その場合は、それに対する対策を考えることで、そのカップルによりいっそう合った治療プランを作ることができます。

ですから、意外に聞こえるかもしれませんが、同じ年頃の人なら、異常が見つかったカップルのほうが早く対策が取れ、早く妊娠します。

ただ治療といっても、不妊治療においては、問題そのものを治し、なくしてしまう治療は多くありません。典型的なのは、精液検査の結果がよくなかった場合でしょうか。たとえば、元気な精子が通常より少ないことがわかっても、一部の方を除き、元気な精子を増やす治療はまだありません。中には、男性器に生じる静脈瘤「精索《せいさく》静脈瘤」のように手術で精子の状態が改善するケースもあるのですが、実際にはあまり行われていませんし、治療効果もはっきりしていません。また、薬などで精液所見を改善する科学的根拠のある治療法はありません。

こうした手術が行われにくい理由には、手術の効果がない人も一定数いることや、男性不妊専門医のマンパワー不足があります。そして、やはり妊娠を希望する女性の高齢化が大きな理由です。手術を受けて精子の状態が改善しても、女性の年齢が高ければ、結局は妊娠できないかもしれません。

女性が高齢で、男性に精索静脈瘤がある場合、手術をしてステップアップの治療を積み重ねている間にも卵子の時計は進んでしまいます。顕微授精を選択するケースが増えて男性不妊の治療が増えないのは、そんな事情によります。

そのかわり、不妊治療の世界では、精子があまり泳がなくても、ときにはまったく泳がなくても、卵子と出会ったり、卵子の中に入って受精できるような治療法が発達しました。それが人工授精や体外受精です。数が非常に少なくて動きも著しく良くない場合は、初回の治療から、精子を卵子に注入する「顕微授精」を行います。

このように、不妊治療は原因を治さない、そして治せないことが多いのです。妊娠させることはできるけれど、妊娠しにくい状態は変えようとしないちょっと変わった治療です。ですから「不妊治療は治療とは言えないのではないか」と考える人もいます。

しかし、病院やクリニックで産婦人科医が行っている不妊治療とはそういうもので、実際には、問題は残したままでも子どもを授かることはできるわけです。そして、不妊の原因となるものは、ほとんどの場合、放置しておいても患者さん本人の生活や健康に害を与えません。ましてや現代では不妊の最大の理由は加齢ですから、不妊治療をしているカップルのほとんどは病気を抱えているわけではなく健康な人たちです。

検査の種類

最初に行う基本的な不妊の検査には、どんなものがあるかを表にまとめてみました（次ページ表3－2）。

女性の検査は項目がたくさんあるので驚かれるかもしれません。それも、月経周期のそれぞれの時期にしかできない検査が多いため、女性は、一通りの検査を受けるために1ヵ月はかかります。通院回数にすると3～4回程度です。

表3-2 不妊治療を始めるときに受けるおもな検査

●女性の検査

検査の種類		受けるタイミング	解説
問診		初診時	「避妊をやめてからどれくらい経つか」など、これまでの経過や治療歴、病歴など気になっていることを聞く。
内診		いつでも	子宮などの生殖器に疾患がないかどうかを見る。
超音波検査		いつでも	卵巣の様子、卵胞の発育、子宮内膜の状態を見る。
卵管造影検査		月経終了から10日目までの間	卵管に詰まりがないかを調べる。造影剤を子宮内へ注入して超音波検査やレントゲン検査で確認する。体外受精を希望する人は必要ないが、一般不妊治療を受ける人は全員行う。
血液検査	LH-RHテスト（GnRH負荷テスト）	月経周期3日目前後	不妊のもっとも基本的な検査。脳下垂体から出て、卵胞を育て排卵に導くFSH（卵胞刺激ホルモン）とLH（黄体化ホルモン）の量が正常かを確認する。通常の採血のあとGnRH（ゴナドトロピン放出ホルモン）を血中に注入し、30分後に再び採血する。1回目の採血でホルモンが不足していても、GnRH注入後に数値が改善していれば、脳の視床下部の不調が疑われる。
	PRL（プロラクチン）検査	月経周期2～5日目	プロラクチンというホルモンの量を見る。母乳育児に必要なホルモンのひとつで、多すぎると妊娠しにくくなる。
	プロゲステロン（P4）検査	排卵の5～7日後	黄体化した卵胞から分泌され、妊娠を維持するのに必要なホルモンであるプロゲステロンの量を調べる。
	AMH検査	いつでも	卵巣に残っている卵胞の数を推測するための検査。体外受精を行う際に採れる卵子数と相関関係がある。
	抗核抗体検査	いつでも	異常受精にかかわる核に対する自己抗体の有無を調べる。
	抗リン脂質抗体〈CL β2GP1抗体〉検査	いつでも	流産しやすいと言われる抗リン脂質抗体症候群を診断する。
	クラミジア抗原・抗体検査	いつでも	卵管癒着などにかかわるクラミジア感染症の過去と現在の情報を得る。
	甲状腺が作るホルモンの検査	いつでも	隠れた不妊の原因になるバセドウ病や橋本病など、甲状腺機能にかかわる疾患の有無を調べる。
	精子不動化抗体検査	いつでも	精子を異物とみなしてしまう自己抗体の有無を調べる。陽性の場合、精子が体内に入ったときに動けなくなるため、顕微授精がすすめられる。
	血液型の検査	いつでも	血液型不適合妊娠につながるRh－（マイナス）の人を見つける。
	風疹の検査	いつでも	生まれる子の先天性風疹症候群を予防するため、抗体がなければワクチンを打っておく。

超音波検査でわかるトラブル

それでは次に、それぞれの検査と、それによってわかる問題について説明していきます。

超音波検査

超音波検査ではいろいろなことがわかります。まず、子宮や卵巣に病気がないかといった基本的な婦人科検診は、超音波検査で大体行うことができます。

検査にかかる自己負担の費用は、保険適用の有無や施設によって異なりますが、1回あたりおよそ1500～6000円です。

●男性の検査

検査の種類		受けるタイミング	解説
問診		初診時	「避妊をやめてからどれくらい経つか」など、これまでの経過や治療歴、病歴など気になっていることを聞く。できればパートナーの女性と一緒に来院し、男性も医師と話すことが望ましい。
精液検査		いつでも	2～3日ほど禁欲したあと、自宅か治療施設で採取した精液を検査する。精子が泳いでいる様子を顕微鏡で観察し、運動の様子、数、形などを確認。ただし、精子の数は日による差が非常に大きい。
血液検査	ホルモン検査	いつでも	精子を作る機能にかかわるホルモン（ＦＳＨ、ＬＨ、テストステロン）の量を調べる。
	血液型の検査	いつでも（必要な人だけ）	パートナーの女性の血液型が、不適合妊娠につながるRh－（マイナス）だった場合は、男性も検査する。

このほか感染症などの検査も必要。検査は施設によって異なる。女性は治療中、超音波検査やホルモンの検査が繰り返し行われる。

[子宮筋腫]

子宮の問題の中でもっとも多く見つかるものは、良性のこぶである「子宮筋腫」です。生殖年齢にある女性の2割から4割は子宮筋腫があるといわれ、高齢妊娠の年代の人はとくに多いので、病気と言えるかどうかわからない気もします。月経が重いことで気づくこともありますが、一般的には無症状で、超音波検査で初めてわかることが多いようです。

筋腫は、あっても正常に妊娠できる方が多いので、浅田はそのような患者さんに対しては、まずは他の不妊治療を優先します。しかし場所と大きさによっては、筋腫が受精卵の着床を妨げます。そうしたトラブルが起きている可能性が高いと判断したら、その時点で筋腫を取る手術を検討します。

最近は手術以外にも、血流の遮断によって筋腫を小さくする「子宮動脈塞栓術」などの方法が紹介されていますが、妊娠後の子宮の血流、卵巣の血流に悪影響を及ぼす可能性があるので、すぐに妊娠予定のない人も含めて、これから妊娠したい女性にはおすすめできません。

[子宮内膜症]

超音波検査で見つかる子宮の病気で、次に多いのは子宮内膜症です。子宮内膜症は、さらに妊娠のしやすさと関係する婦人科疾患です。しかし、超音波で見つかるのは子宮内膜症が進行したチョコレート嚢胞《のうほう》(卵巣内にチョコレートのように内膜が溜まる)、もしくは子宮内膜が子宮の筋層の中で生育した子宮腺筋症です。初期の子宮内膜症はわかりません。

子宮の中で内側を覆っている基底層の上で増殖するはずの子宮内膜が、子宮以外のところで生育し、月経周期が巡るたびに増殖したり、はがれたりするのを繰り返すのが子宮内膜症です。月経痛がきついという自覚症状があります。

不妊治療の専門医から見ると、子宮内膜症は腹腔内の炎症や癒着から卵管の動きが悪くなり、卵子の「ピックアップ障害」（排卵した卵子を卵管内に取り込む仕組みの不具合）が起きやすくなる病気です。そして、ピックアップ障害には、体外受精がとても効果的なので、それを行って早く妊娠することをおすすめします。

昔の女性の妊娠についてお話ししたときに触れたように（24ページ参照）、子宮内膜症は妊娠によって大きく改善する人がたくさんいますので、2人目の妊娠では自然妊娠ができる可能性は小さくありません。

進行した場合には手術という選択肢もありますが、卵巣のチョコレート嚢胞は、手術で取ってしまうと、原始卵胞が大きく減ってしまう可能性があり、妊娠を希望する方にはおすすめできません。子宮内膜症の治療には、妊娠率が上がるという根拠のあるものはありません。

【多嚢胞性《たのうほうせい》卵巣症候群（ＰＣＯＳ）】

超音波検査では、卵胞の大きさを見ることができます。生殖年齢にある女性は、卵子の個数が十分ならばいくつかの卵胞が見えることが多く、その直径を測定することができます。排卵したあとには、破裂したあとのつぶれた卵胞が見えます。卵胞の状況を見るこの検査は、不妊治療中、常に行われます。

全体の６～８％の方は「多嚢胞性卵巣症候群（ＰＣＯＳ：Polycystic ovary syndrome）」が見つかります（図３－１）。ＰＣＯＳの人は、丸い玉でできたネックレスのように、卵巣の中に小さな卵胞がたくさん並んでいるのが見えます。卵胞が排卵できる大きさに育たないで、いくつも溜まっているのです。

月経不順や無月経、不正性器出血、多毛、にきびや吹き出物、不妊といった症状のうち、いくつかを伴いやすいと言われています。

図 3-1 多嚢胞性卵巣症候群の超音波画像

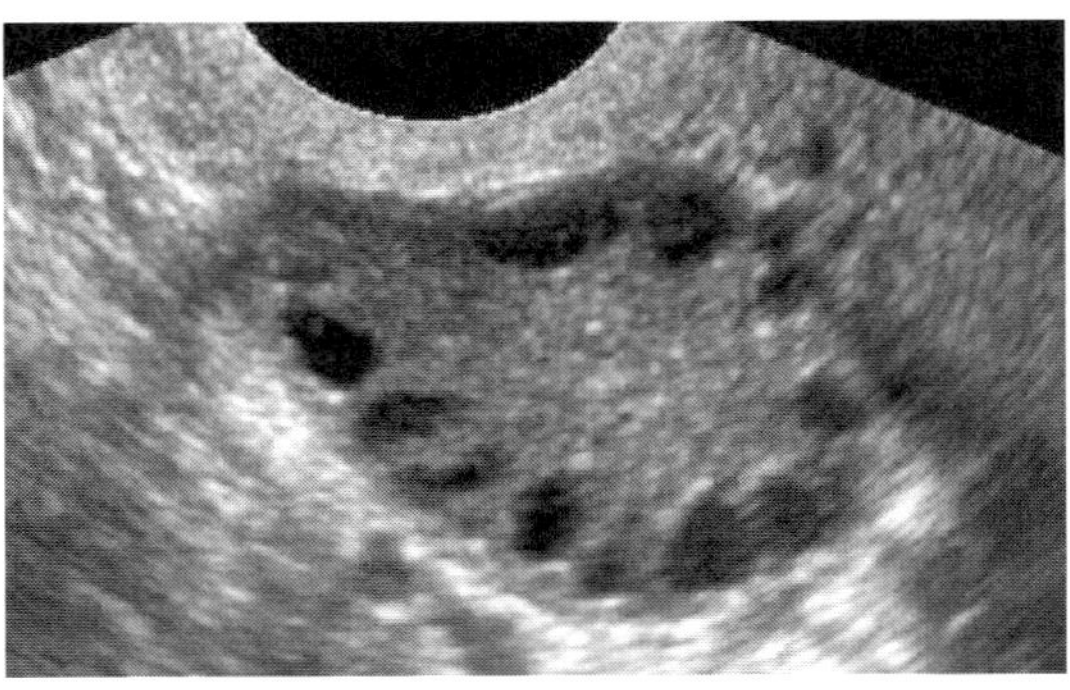

卵巣の内側に黒い玉のように連なって見えるのが、排卵できる大きさまで育たずに溜まっている卵胞。

ＰＣＯＳの場合は、薬でホルモンを調節して排卵させます。ＰＣＯＳの女性は、放置すれば妊娠しにくい人なのですが、卵巣にある卵子の数がもともと多いという特徴があります。その様子をたとえて言えば、卵胞を育てるホルモンが「10人集まれ」と号令をかけると、30人くらいやって来て収拾がつかなくなってしまうのがＰＣＯＳの人の卵巣です。

しかし、この体質の人は、卵子が減ってくる高齢妊娠の治療ではかえって有利になります。ＰＣＯＳの人は40代の人でも結構な数の卵子が採卵できることもあり、比較的高齢になっても体外受精の治療効果が期待できます。

卵管造影検査

卵管造影検査は、卵管がちゃんと通じているかを見る検査で、レントゲン検査が一般的ですが、超音波検査でも可能です。

造影剤を子宮腔内から注入して、レントゲンもしくは超音波で卵管を観察する検査です。卵管が通じていれば、造影剤は卵管の先からこぼれますが、詰まりがあると途中で止まってしまいます。超音波でこの検査を行う場合、医師の熟練は必要ですが、患者さんにとってはレントゲンで行うよりも痛みが少ないことがメリットです。

検査の費用は、５０００～１万５０００円程度です。

卵管の検査は、ひどく痛む人がいることで有名ですが、実際は施設差がかなり大きいのです。強い圧力はかけないようにする、とくに必要がないかぎり超音波検査ですませるなど、痛みを軽減する工夫をしている施設では、ひどい痛みを訴える人はほとんどいません。

痛い検査がつらくて不妊治療をやめてしまったり、怖い口コミに恐れをなして治療を始めることもできない人が多いのはとても残念です。卵管が詰まっている人はそんなに多くはないのですが、卵管造影検査はとても重要な検査で、欠かすことはできません。また、軽い詰まりであれば造影剤が通るときに開通させてしまうこともあり、検査後数ヵ月間は妊娠しやすくなると考えられています。治療にもなり得る検査だということです。

卵管が詰まる理由は、骨盤内の炎症による癒着だと考えられています。炎症のおもな原因は、クラミジア感染症や子宮内膜症です。

卵管が詰まっている場合、開通させる手術「卵管鏡下卵管形成術」を受けて自然妊娠を期待する手もあるのですが、これは、どの施設でも行っている治療ではありません。もともと炎症で卵管の内側にある繊毛が痛んでいることが多いので、卵管を無理に通過させても、受精卵の輸送という機能を回復させることはできず、効果に限界のある治療です。高齢妊娠の増加によって手術と自然妊娠を試みる時間的余裕がない人が増えたこともあって、一般的には、受精卵や精子が卵管を通ることなく妊娠できる体外受精・顕微授精が行われています。

血液検査でわかること

月経周期の中で、卵胞期、排卵の前後、黄体期など、さまざまな時期に採血をして血中に存在するホルモンの量を調べるのが不妊のための血液検査です。

費用は検査する項目数などによって異なりますが、全部で2~3万円くらいでしょう。おもな項目をいくつか挙げてみます。

LH-RHテスト(月経周期3日目前後のFSH・LH値)

ホルモンの量は月経周期の中で激動していますが、周期3日目あたりの値は不妊治療では「基礎値」と呼ばれ重要です。この日にGnRH(ゴナドトロピン放出ホルモン)を注射し、その前後に採血して卵胞を育てる下垂体ホルモンであるFSH(卵胞刺激ホルモン)とLH(黄体化ホルモン)が適量出ているか、GnRHにはどう反応するかを見るテストです。

基礎値(GnRHを入れる前の値)は、FSH、LHともに10mIU/mℓ未満であれば、よほどの低値でない限りほとんど心配ありません。

ホルモン量が少ない場合、原因が視床下部なのか下垂体なのかが判定できます。たとえば、もしＦＳＨ、ＬＨが低値でＧｎＲＨを入れたあとに上がれば、これはＧｎＲＨが不足していたわけで、ＧｎＲＨを分泌する視床下部に問題があるということになります。

量が少ない場合は、ホルモン不足で卵胞が育ちません。ＦＳＨやＬＨを分泌する脳の下垂体、その指令を出す視床下部に何か問題がある場合や、無理なダイエットなどで無月経になっている場合は、十分な分泌量になりません。

また、多すぎる場合も、妊娠しにくくなっているサインです。これは、ホルモンが「育て！育て！」と必死に言っているのに、卵子が期待にこたえられていないことを表しています。卵胞の反応が低下しているのです。

プロゲステロン（Ｐ４）（黄体期中期の黄体ホルモン値）

プロゲステロン（Ｐ４）は、増殖期の子宮内膜を分泌期に変化させて着床の準備を整え、着床後には妊娠を維持するために活躍してくれるホルモンです。15ng／mℓ以上あれば大丈夫です。

「黄体機能不全」という病名がありますが、もともとそうした異常を持っている人はいなくて、その周期に卵胞が正常に成長して、きちんと排卵したかどうかを見る検査だと思ってください。排卵がうまくいった場合は、排卵後の卵胞がちゃんと黄体になって、この黄体ホルモンを大量に作ってくれます。排卵がうまくいかなければ、黄体ホルモンも十分に分泌されません。排卵したかどうかは、超音波検査でもつぶれた卵胞が見えたりするのでわかりますが、ホルモンも検査してダブルチェックしているわけです。

TSH（甲状腺刺激ホルモン値）

首の「のど仏」の下にあり、甲状腺ホルモンを分泌しているのが甲状腺ですが、この部分の病気があると、妊娠に影響があります。

甲状腺ホルモン低下症は、いままで隠れていた不妊の原因として最近注目されるようになりました。甲状腺ホルモンは細胞の代謝に関係するホルモンで、受精卵が発育する時期、妊娠期にはこのホルモンが十分に出ていることが必要です。

PRL（プロラクチン）

脳の下垂体にあるプロラクチン分泌細胞が作るホルモンです。基本的に、妊娠中、授乳中に高い値を示し、母乳の分泌を促します。

しかし、このホルモンは妊娠していないときにも高すぎる値を示すことがあり、この状態は「高プロラクチン血症」と呼ばれ、排卵が妨げられます。また、値が高い状態は脳腫瘍や下垂体の病気のサインとも考えられているので、そうした病気がないことを確認するとともに、プロラクチンを下げる薬を使用します。しかし、月経が正常であれば、あまり妊娠への影響はありません。30～40ng／mℓ以下であれば大丈夫です。

抗精子抗体

精子を異物とみなして攻撃してしまうのが「抗精子抗体」です。抗精子抗体はいろいろなものがありますが、重要なのは子宮頸管で精子が動けなくなってしまう「不動化抗体」です。女性がこの抗体を持っていると、精子が動けなくなり子宮まで入っていけないのです。

抗精子抗体が陽性となった場合は、通常は顕微授精を行います。通常の体外受精では、卵子の周りの卵丘細胞（顆粒膜細胞）のかたまりにも多くの抗精子抗体が存在し、受精しにくくしている可能性があります。顕微授精は顆粒膜細胞をすべて落として受精させますし、精子は自分で動く必要がありません。

抗精子抗体と一口に言っても、抗体の強さはいろいろなので、実際には抗体価（抗体反応の強さを示す指標）によって対応を判断することになるかもしれません。

「卵子の在庫」を調べる検査

AMH検査

AMH検査は、AMH（アンチミューラリアンホルモン：Anti-Mullerian Hormone、もしくは抗ミューラー管ホルモンとも呼ばれています）というホルモンの量を測る血液検査です。保険適用外で、費用は4000～8000円程度で受けられます。

「卵巣年齢がわかる検査」と言われることもありますが、それは検査結果がそのような形で報告されるためで、あまり適切な表現ではないと思われます。

この検査は大事な検査で、かつ誤解も多い検査なので、少しじっくり説明します。AMHは、胎児期の男の子に男性生殖器を作らせるホルモンとして知られてきました。女の子の胎児では、女性生殖器が十分にできあがってから、妊娠後期に出てきます。

女性においてAMHを分泌しているのは、初期の発育段階にある前胞状卵胞の顆粒膜細胞で、卵胞が原始卵胞から1次卵胞へと発育する過程にかかわっています。AMHは、どうやら成熟が早く進みすぎないようにブレーキをかける調節弁のような働きがあるようです。

やがて卵胞が発育し、9～10㎜ぐらいになると、AMHは出なくなります。

AMHが血中に出ているのを測定する技術は以前からありましたが、卵胞の数のマーカーとして注目されてきたのは最近のことです。浅田は2008年から患者さんのAMHを測定し始めましたが、その頃、生殖補助医療の国際会議ではこの話題がよく出ていました。AMHがたくさん出ていれば、卵巣ではたくさんの卵子が目覚めているはずです。それなら、その女性は、まだ卵子をいっぱい持っており、妊娠力にゆとりがあるのではないかと当時は考えられたのです。

しかし、研究が進むうちに、AMH検査は妊娠率とは相関関係がないことがわかりました。妊娠率は結局、卵子の数より質が問われるものだった、ということです。ですから、質のよい卵子に出会えれば、AMH検査の値が低くても妊娠できます。現に、AMH検査の値が非常に低い人、ゼロとされた人にも妊娠例はたくさんあります。

ただ、AMH検査は、卵巣にある卵胞の数は推測できると考えられました。AMH検査の値が高い人は、体外受精で排卵誘発剤を使って採卵をすると、たくさんの卵子が採れます。その相関関係ははっきりと認められました。

不妊治療のクリニックでは、その日の採卵予定者リストにAMH検査の値がとくに高い人がいると、その人は20個、ときには30個も卵子が採れるので、採れた卵子すべてを適切に管理するためにはそれなりの準備が必要となります。これに対してＡＭＨ検査の値が低い人の採卵数は、数個もしくは１～２個ということもあります。

たくさんの卵子が採れれば、そこに、子どもになれる卵子が混ざっている確率は高くなります。体外受精においては、採卵数と妊娠率は、正の相関関係にあります。

ですからＡＭＨ検査は、「体外受精をした場合の有効性を予想できる検査」と言えるでしょう。もし「いずれ体外受精をしてもいい」と思っている人が、

図3-2 AMH値は個人差が大きい

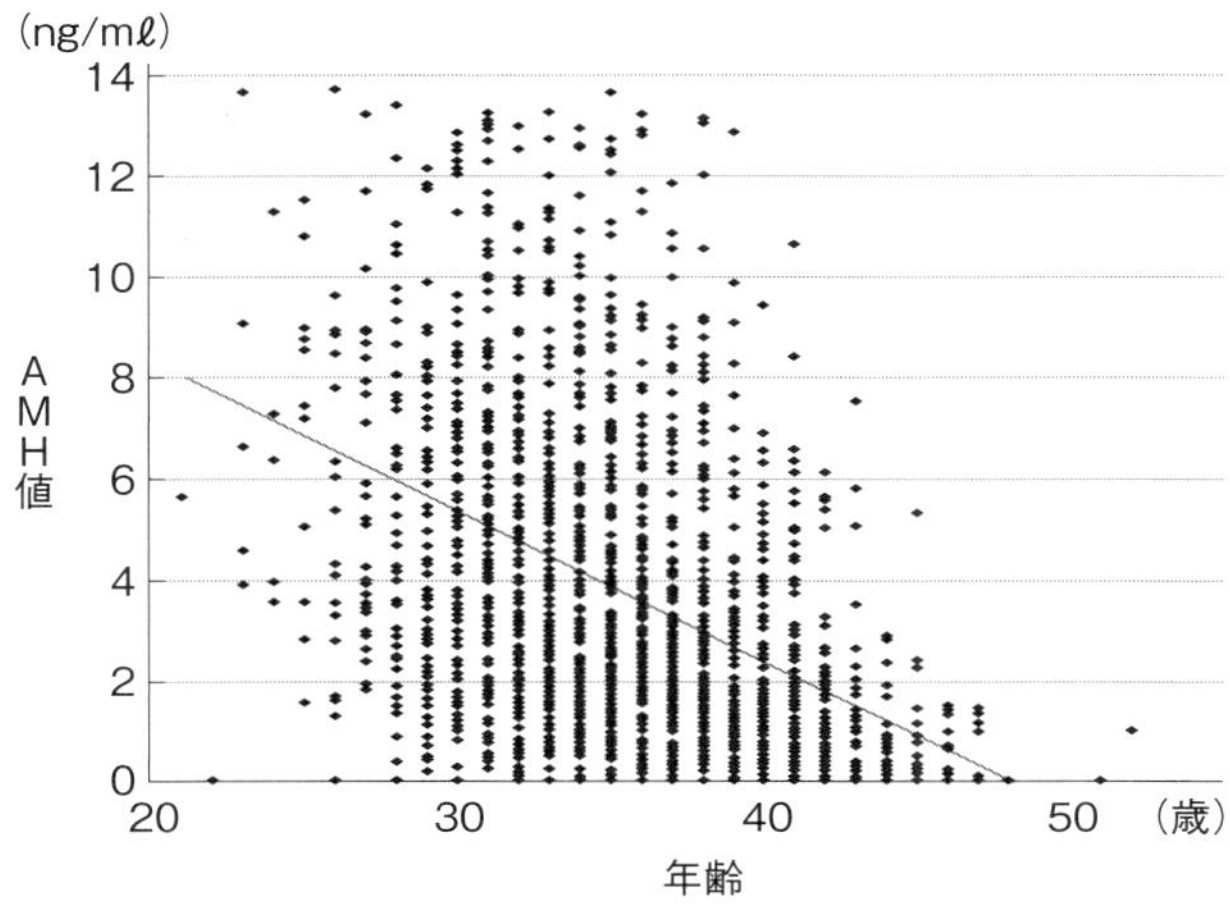

年齢別のAMH検査の結果。40代以降で値の低い人が増えるが、年齢ときれいな相関関係はなく、個人によってばらつきが大きいことがわかる。

浅田レディースクリニックで2015～2016年に検査を行った2077人のデータをもとに作成

自分はＡＭＨ検査の値が低いとわかったら、早めに始めたほうがいいということになります。たくさんの人にＡＭＨ検査を使って体外受精を実施してきた経験から、浅田は、ＡＭＨ値が大体１ng／mℓ以下になると卵胞が育ちにくくなっていると判断します。２〜３ng／mℓくらいが標準的な値です。

またＡＭＨ検査は、卵巣の「個人差」の実態を明らかにしました。通常、体外受精を始めるタイミングは年齢が重要視されますが、ＡＭＨ検査が行われるようになると、年齢だけでは心許なくなってきました。まだ若くてもＡＭＨ値が低い人が、次々に見つかってきたからです。

前ページの図３－２は、浅田のクリニックでＡＭＨ検査を行った女性の値を年齢ごとにまとめたものです。

この分布はあまりにもばらつきが大きいので、正規分布となっていません。40代になると低い人が急速に増えますが、年齢だけでは決められないとくに痛感するのが30代の分布です。また、20代でも非常に値が低い人がいることが印象的です。妊娠できるかどうかは年齢の影響がいちばん大きいので、ＡＭＨ検査の値が同じなら、20代の人は高齢の人と較べればずっと妊娠しやすいです。でも、値が低い人たちは早めに妊娠しないと、卵子がなくなります。そうなれば、当然のことながら、妊娠できなくなります。

30歳になったらＡＭＨ検査を受けるべき？

卵子が少ないと、30代、ときには20代で閉経してしまうことがありますが、これを「早発閉経（早発卵巣不全）」と言います。まだ背景は解明されていませんが、何かの理由で生まれつき卵子があまり作られない人がいるのです。もしくは、ちゃんと作られはしたのに、なぜか減り方が早い人もいるのかもしれません。

こういう人が「高齢出産は35歳から」という世間の常識に従ってのんびりしていたら、大変です。こうした女性は全体の１％くらいを占め、生理不順などが起きる場合もありますが、自覚症状が何もない人もたくさんいます。

そのため、浅田は「女性は30歳になったら、誰でも一度はＡＭＨ検査を受けておくべきだ」と考えています。世の女性たちの妊娠率を上げるためには、がん検診や予防注射のように、ＡＭＨ検査を広める必要性があるということです。

でも、ここには難しい問題も存在します。河合は、ＡＭＨ検査の値が低いとわかったところで、結婚相手が決まっていない女性はどうしたらよいのかと思ってしまいます。卵胞の減少は不可逆的なもので、血圧などと違い、測定しても本人が改善のために努力できることがないのです。起き出す卵胞の数は毎月少しゆらぐので検査のたびに少し値が動きますが、基本的に、ＡＭＨ検査の値を上げる方法はないし、下がらないようにする方法もありません。

結婚予定のない未婚女性が自分のＡＭＨ検査の値が低いとわかれば、その後しばらくして結婚したい男性に出会ったとき、自分のＡＭＨ検査の値が低かったことを告げるのか、告げるとしたらいつか、という悩みも生じるでしょう。そんな事態を想像すると、河合は、未婚の人のＡＭＨ検査は慎重に考えたほうがいいという意見になるのです。

このようにＡＭＨ検査を広めることについては意見が分かれるところです。女性ひとりひとりが自分で決断するしかありません。

しかし、すでに結婚相手もいて、子どもを持つ時期を先送りするかどうかを迷っている状況なら、まずは、卵子の数に余裕があるのかどうかをＡＭＨ検査で確かめることをおすすめします。年齢だけでは、迷っていられる余裕があるのかどうか、本当のことはわからないからです。「まだ〇歳だから大丈夫」という感覚は、ＡＭＨ検査が登場したいま、体外受精の現場では変化してきました。年齢とＡＭＨ検査の値の組み合わせで、妊娠できる可能性を考えるようになってきています。

不妊治療を始める人にとっては、ＡＭＨ検査のメリットはすでに明らかです。

先に紹介した多嚢胞性卵巣症候群（ＰＣＯＳ）の発見にも、ＡＭＨ検査は欠かせないものになってきました。これは卵胞がたくさんありすぎる疾患ですから、この疾患がある人はＡＭＨの値が非常に高くなるので（大体４ng／mℓ以上）、すぐにそれとわかります。40代でもＡＭＨ検査の値が高い人たちは、じつは多嚢胞性卵巣症候群の人です。

多嚢胞性卵巣症候群の人たちは、強い排卵誘発剤を使うと「卵巣過剰刺激症候群（ＯＨＳＳ）」を起こす可能性が高くて危険なので（１４０ページ〜参照）、ＡＭＨ検査で確実に発見することが安全性の確保につながります。

年齢の高い人はその心配はほとんどありませんが、若くてＡＭＨ検査の値が高い人は、副作用が強く出る可能性が明らかに高くなります。排卵誘発剤の副作用として昔から怖れられてきたのは、この、卵胞が育ちすぎてしまう卵巣過剰刺激症候群です。しかし、これは、ＡＭＨ検査で多嚢胞性卵巣症候群の人をしっかりと見つけ出し、卵巣刺激法（１３５ページ参照）を配慮すれば、重症化することはまずありません。

あとで詳しくお話ししますが、排卵誘発剤にも、卵巣過剰刺激症候群の起きにくい「ＧｎＲＨアンタゴニスト（アンタゴニスト）」という新しい薬が普及しました（１６８ページ参照）。ＡＭＨ検査とアンタゴニストの登場により、今では卵巣過剰刺激症候群の状況は大きく変わっています。

基礎体温の計測は必須ではない

不妊治療の世界ではどんどん新しい技術が登場してくるので、基本検査の内容も刻々と変わっていくのが当然だと思います。

たとえば、先に少し触れましたが、基礎体温の計測です。基礎体温とは安静時の体温のことで、朝、目覚めたときに床の中で計測します。これを毎日記録すると、女性は原則として排卵に向かう月経周期の前半では低温期を、排卵後の後半では高温期を示します。

基礎体温の変化と月経周期の関係を初めて提唱したのは明治生まれの産婦人科医・荻野久作先生（1882〜1975年）です。荻野先生の排卵の研究は、世界に先がけて妊娠のメカニズムに斬り込んだ画期的なものでした。

しかし、今ではさまざまな診断技術が発達しました。血中のホルモンを測ったり、超音波検査で卵胞そのものを確認したりすれば、その女性がいま月経周期のどのあたりにいるのか、きちんと排卵が起きているかといったことは、医師にはすぐにわかります。

ですから、自分で自分の身体の状態を把握しておきたいという方は測ればよいと思いますが、現代において不妊治療を行う医師にとって、基礎体温はとくに必要な情報とは言えないのではないでしょうか。海外の生殖補助医療関連学会では、基礎体温（Basal Body Temperature：ＢＢＴ）という言葉は、もう20年くらい聞いたことがありません。

そもそも、基礎体温をグラフ化すると、正常な場合はきれいに低温期と高温期ができることになっていますが、教科書通りのグラフにはなかなかなりません。それでも、妊娠には差し支えないことが多いのです。

逆に、きれいなグラフに見えても、実際には排卵していないことがあります。ＬＨ（黄体化ホルモン）が放出されても卵胞が破裂せず、その中で黄体ができてしまうという現象です。これは「黄体化非破裂卵胞（Luteinized Unruptured Follicle：ＬＵＦ）」と呼ばれています。

破裂しない理由はよくわかっていません。この場合、黄体はできるので、基礎体温を上昇させる黄体ホルモンは分泌されます。ですから、グラフの上ではちゃんと高温期に入り、本人は「排卵した」と思ってしまうでしょう。

ところが医師が超音波検査を行えば、卵胞は破裂しないまま大きくなって、卵巣の中に存在し続けていることがわかります。多くは月経の頃にしぼみますが、中には次の周期まで残って「遺残卵胞」として残るものがあり、その周期の治療に支障をきたすこともあります。そのため、遺残卵胞がなかなか消えない場合、医師は穿刺によって卵胞をなくす処置を行うこともあります。

このＬＵＦは意外とありふれた現象で、誰にでも、いつでも起きる可能性があります。

このように、ネットにも多くの本にも「排卵しているかどうかわかる方法」と書かれている基礎体温計測ですが、生殖補助医療の現場から見れば、かなり当てにならないものなのです。「ガクンと下がった日が妊娠可能日」「大きく下がる月は妊娠しやすい」などさまざまな俗説もありますが、いずれも根拠はありません。体温が下がった日と排卵日は何日もずれることがありますし、妊娠しやすい卵子かどうかは基礎体温からは読み取れません。むしろ、そうした細かいことに一喜一憂したり、特別な日を逃してはならないという強迫観念を持つことがストレスとなり、精神的に疲労してしまう可能性があります。

医師にかかっている患者さんにとっては、基礎体温の計測はメリットよりデメリットのほうが大きいように思われます。もともと基礎体温というものは、黄体ホルモンによるわずかな体温の差を感知するもので、日常の活動のほうが大きな体温変化をもたらします。起き上がらずとも、少しでも身体を動かせば変わってしまうくらい微妙なものです。夜中にトイレに行ったり、エアコンを付けたり、鼻が詰まって口を開けて寝たりした場合も変化する可能性があります。

精子の数は日によって10倍も差が出る

男性の基本的な検査は精液検査のみ、もしくはそこに男性ホルモン「テストステロン」を調べる血液検査を加えるくらいで、とてもシンプルです。

後述する専門医による精巣の超音波検査や触診などもありますが、それらは精液検査の結果が思わしくなかった場合に行う検査です。

精液検査は、自宅もしくはクリニックで、マスターベーションによって専用の容器に採った精液を提出します。専門クリニックでは、精液を採取するための専用個室を設けるなど、プライバシーへの配慮が見られるようになりました。

それを胚培養士が、底に0・1㎜のマス目がついた容器に入れて、そこで動く精子を顕微鏡で観察します（図3－3）。精子は0・05㎜とても小さいので、肉眼ではまったく見えません。

精子は顕微鏡下で泳いでいますが、じつにさまざまなものがいて、じっとして動かないものもいるし、個性的な形をしたものもいます。そうしたいろいろなものがあるのが、自然界にお

図 3-3 顕微鏡で観察した精子の様子

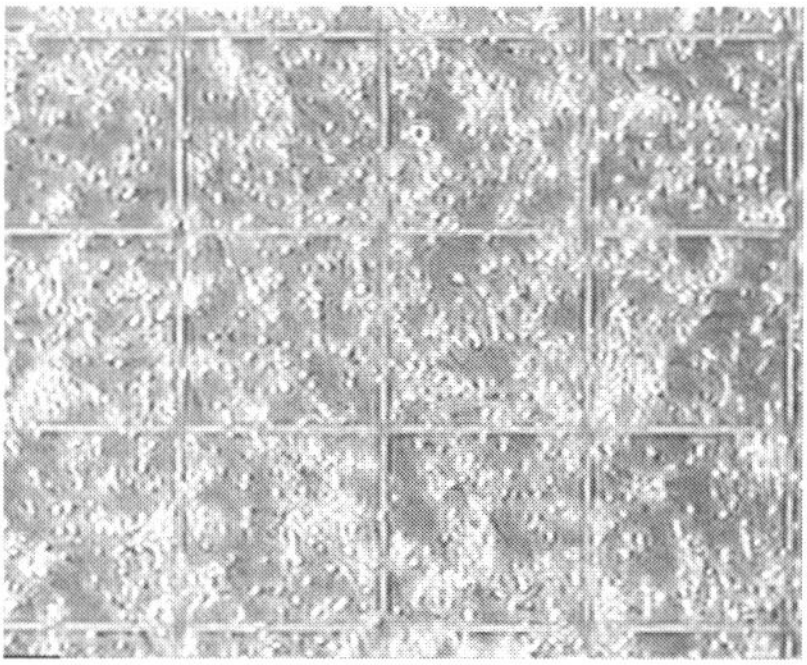

マス目の大きさは0.1mm 。顕微鏡では、0.05mmの精子が動き回っている様子が観察できる。

ける精子の健康で正常な姿です。

ただ、よく動く精子が多数いたほうが、女性を妊娠させる力は大きいので、胚培養士がカウントしてその割合を出します。直進していて動きの速い精子がもっとも妊娠しやすいと考えられています。

ただ基本的に、精液検査は結果の判断が難しい検査です。その理由は、同じ人でも日による違いが非常に大きいということです。

図3－4は、同一人物の精液を調べた結果ですが、これを見てもわかるように、同じ男性でも桁がひとつ違うくらい差があるのです。そのため、何回も測って、やっと正しい判断ができる

図3-4 精子の量は、同じ人でも日によってこれだけ変動する

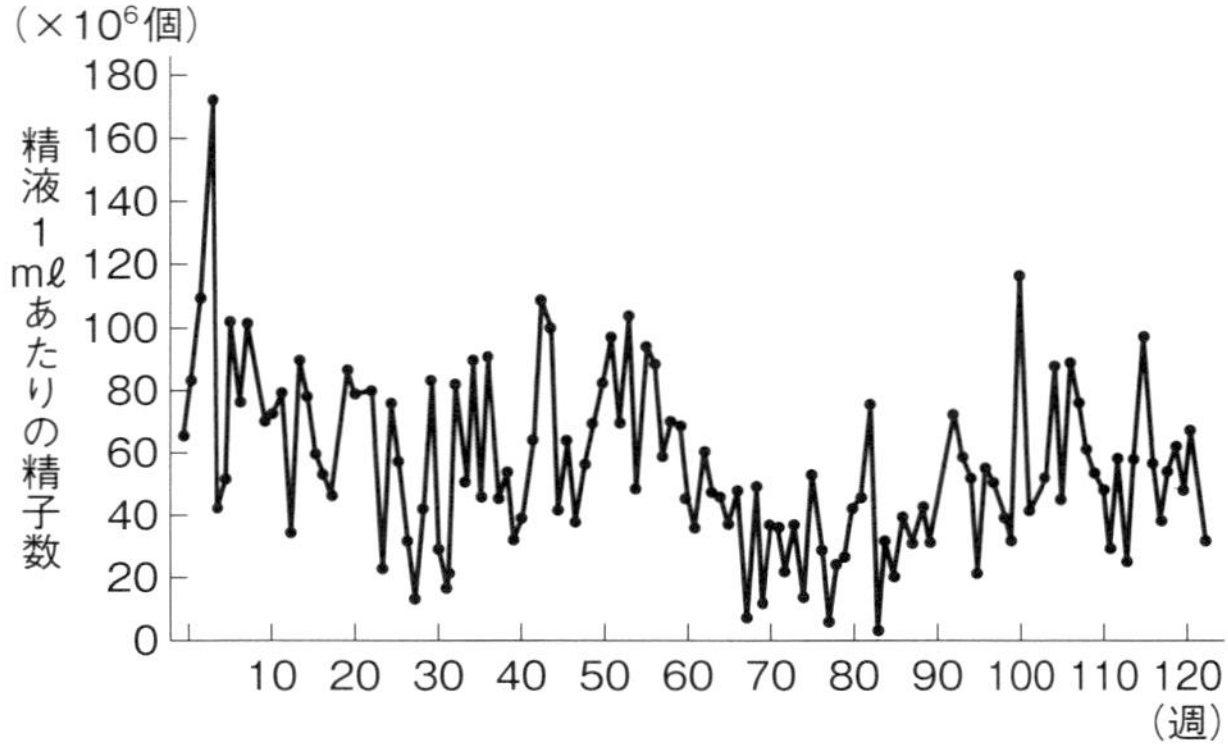

その日の体調などによって、精液中の精子の量は大きく変動することがわかっている。

WHO manual 2010年の調査データ。『産婦人科臨床懇話会セミナー「不妊治療2014」』より改変

のが精液検査というものですから、どんなに少なくても2回は測るべきです。

世界保健機関（WHO）が2010年に示した基準値は、次のようになっています。

精液	1・5mℓ以上　pH7・2以上
精子濃度	精液1mℓ中に1500万以上
総精子数	3900万以上
精子運動率	40％以上
正常形態精子率	4％以上

これらの基準を下回ると、精子濃度が低い「乏《ぼう》精子症」、前進する精子が少ない「精子無力症」などの診断がつきます。「無精子症」は、精液中にまったく精子が見つからない状態を指します。

ただし、実際にはこの基準値より高い男性にも、人工授精などの男性不妊に有効な手段を提案しているクリニックが多いと思います。

基準値と正常値は意味が違います。基準値とは、妊娠させることができた男性の検査結果を統計学的に分析して、97・5％の男性がこの範囲にあったということを示しているだけです。「この範囲なら安心だ」という意味ではないので、臨床的な目安にはなりません。

そこで医師は、それぞれに自分の経験から基準を決めています。浅田は、運動精子濃度（精液1mℓあたりの運動精子の数）が3000万／mℓを切ると人工授精を、1000万／mℓ以下なら体外受精、100万／mℓ以下なら顕微授精という大体の目安を設けています。

前述のように、男性不妊の治療は多くの場合、人工授精、顕微授精など女性に対する治療になります。精子を増やす治療がもっとできればよいのですが、女性に対する技術が先に進んでしまったので、実際にはこのような形になっているのが今の不妊治療です。

精子の状態を見る検査には、ほかに「フーナーテスト」というものがあります。

これは推定排卵日もしくはその直前にセックスを行って、その3〜5時間後に女性がクリニックを受診し、子宮頸管や腟内にいる精子の存在と運動性を調べるという検査です。これは、「精液検査の結果がよくても、女性に抗精子抗体があるとよくない」ということで長く行われてきました。

しかし今は、前述したように女性の血液検査で抗精子抗体の有無は正確にわかります。これに対してフーナーテストは、検査のためのセックスという精神的負担があるうえに正確ではありません。その日の女性の頸管粘液の状態に強く左右されてしまうため、信頼性が劣ります。

ただ、日本の保険制度は、新しい技術には厳しいですが、古い検査には寛容です。ですから、古くから行われてきたフーナーテストは保険で行えます。患者さんの経済的負担が血液検査による抗体検査より小さくなります。そうした背景もあって、フーナーテストは今も広く行われているようです。

男性不妊は泌尿器科の専門医がいる施設へ

男性不妊への対処法が、多くの場合は女性の治療になるとはいえ、一部のケースでは、男性に対する治療も有効です。

精液検査の結果が思わしくない場合は、一度、男性が、触診（精巣の大きさ、硬さ、腫れの有無などを見る）、超音波検査（精巣や精子の通り道などの様子を調べる）、ホルモン検査（血液検査）などの精密検査を受ける価値があります。ただし、無精子症は生殖補助医療を専門とする泌尿器科医の専門分野となります。ですから、かかっている施設内にそうした医師がいない場合は、他の施設を紹介してもらわなければなりません。

ただ、河合がいろいろな施設で不妊治療を体験してきた方々にお話をうかがってみると、産婦人科医の方から「男性不妊の専門医にかかるように」とは言われないことも多いようです。ですから患者さんは、そういう専門分野があることを自分の基本知識として知っておいたほうがよいと思います。

当たり前のことですが、基本的に産婦人科医は女性を検査し、女性を治療することを学んできた医師です。じつは男性不妊の専門医はとても少ないので、クリニックでは、常勤の医師がいることはまれです。でも不妊治療を専門としているクリニックでは、決まった曜日に非常勤の医師が来て外来を開いていることも多いので、そうした場をカップルで訪ねるとよいと思います。

治療法のひとつに、自然妊娠が可能になるかもしれない「精索静脈瘤」の手術があります。精索静脈瘤は精巣にできる静脈瘤です。これがあると精巣に血液の逆流が起き、腹腔内の温かい血液が熱に弱い精子にダメージを与えると考えられています。精子は体温より低い温度を好むために、精巣は胴体の外にあるのです。

他の部位の静脈瘤と同じように精索静脈瘤も少しずつ大きくなるものなので、年齢の高い男性のほうがこの問題をかかえやすく、晩産カップルや2人目不妊（1人目はとくに困らずに妊娠できていたカップルが、2人目を妊娠しようとして不妊に悩んでしまうこと／144ページ参照）の男性と縁が深いトラブルです。これが妊娠を妨げていると疑われた場合は、手術による治療が可能です。ただし、この手術の効果は限定的です。精子所見の改善する率は、7割とする医師もいますが、5割という報告もあります。

男性不妊の専門医は、無精子症の手術も行います。無精子症にはふたつのタイプがあり、精子の通り道がふさがっている「閉塞性」のものと、通り道は通っているけれど精子を作る力に問題がある「非閉塞性」のものです。閉塞性のものに対しては、精子の道をつける手術「精路再建術」があります。

精子そのものが作られにくい無精子症の場合も、検査のために採取した精液中には精子がいなくても、精巣に探しに行けばいることがあります。精巣から精細管を採って精子を探す顕微鏡下の手術「Ｍｉｃｒｏ－ＴＥＳＥ」もしくは「ＭＤ－ＴＥＳＥ」（顕微鏡下精巣内精子回収法）です。

採った精細管は、手術室で胚培養士が受け取り、その場ですぐに顕微鏡で見て、中に精子がいないかどうか探します。ほんのわずかでも精子が見つかれば、顕微授精では使用する精子は1個ですから、妊娠の期待が持てます。精子の回収にはほかにも「ＴＥＳＥ（精巣内精子回収法）」があります。また、精巣ではなく精巣上体の精子を採る方法もあり、これは「ＭＥＳＡ（精巣上体精子吸引法）」と呼ばれています。

男性不妊にはＥＤ（勃起障害）も含まれ、バイアグラなどの治療薬は産婦人科でも出しています。

男性が原因の不妊は約半数

こうした検査がひと通り終わった時点で、半数くらいのカップルは何らかの問題が見つかりますので、それを考慮しながら、治療のプランニングが始まります。基本検査はプランニングにとても大切なもので、受けていない検査があれば、無駄な治療法に貴重なお金と時間を費やすことになりかねません。

男性も検査を受けることはとても大切です。1978年頃の古いデータではありますが、検査によって明らかになった問題について、男女別で割合を見たものをWHOが示しています。

男性に原因あり　24％
男女ともに原因あり　24％
女性に原因あり　41％
不明　11％

これは患者さんの年齢が20代中心だった時代の数字で現在とは大きく違いますが、当時は男性に問題が見つかったケースは全体の24％、男女両方に見つかったケースも同じく24％でした。ですから、合わせると、男性側に理由がある不妊は半数近かったことになります。

不妊は、古くからもっぱら女性が責められてきた歴史があります。子どもができない場合、女性は婚家を追われることもありましたが、今にして思えば、その半分近くには男性側の要因がかかわっていたわけです。このように、不妊治療では、男性が治療施設に足を運ぶことはとても大事なことなのです。

しかし、カップルが検査を終えて、その結果を「男女のどちらが悪いのか」といった観点から見るのは間違っているのではないでしょうか。たしかに、精子が少なければ治療プランは限られます。浅田は実際にたくさんの治療を手がける中で、どのような経路で卵子と精子が出会おうとも、子どもが生まれるかどうかは、その卵子が持っていたＤＮＡと精子が持ち込んだＤＮＡに拠るところが大きいと痛感しています。現在では体外で受精卵を作れるので、最終的には、その受精卵が順調に育つかどうかということだけが不妊治療の問題になるのです。

また、生命誕生の非常に複雑なプロセスを思えば、まだ人類が解明していない、今の検査では知るよしもない不妊理由がたくさんあるに違いありません。どちらが悪いと言ってみても、それは所詮わかっている範囲内で言っているだけなのです。

不妊治療Q＆A

Q 不妊検査はどこで受けられますか？ ブライダルチェックとは違うのですか？

不妊治療は日進月歩の世界ですから、検査の時点から、不妊治療を専門としているクリニック、もしくは専門外来にかかることがすすめられます。不妊の検査には国や学会が定めたマニュアルはなく、施設によって内容が違います。

「ブライダルチェック」と呼ばれる検査セットも統一マニュアルが存在するものではなく、クリニック・病院の決めたメニューで行われています。ですから不妊検査にあたるものがどれだけ入っているかは病院によって違いますが、こちらは婦人科疾患や感染症が中心でしょう。妊娠の可能性を知りたいのであれば、専門施設で不妊の基本的な検査を受けるほうがよいと思います。それでも半分くらいは「異常なし」になってしまうのですから、不妊の原因を検査で判断するのはなかなか難しいことだと考えてください。

もしかしたら、不妊を検査するという概念は、もう捨てたほうがいいのかもしれません。妊娠しようとしなければ、妊娠しにくいかどうかはわからないということです。検査をして

「異常ありません」と言われ、変な自信をもってしまうことのほうが心配です。ブライダルチェックのようなセット検査で異常がないと言われた人たちが、その後、不妊に悩んでいないかといったら、そんなことはありません。

Q 未婚ですが、AMH検査を受けられますか？

AMH検査は新しい検査なので、もともと受けられる施設は限られています。でも、未婚・既婚問わず受けられるところも少ないながらありますので、インターネットで調べてみてください。ただし、結果についての説明が不十分なケースもあるようですので、本書のAMH検査についての記述（95ページ〜参照）をよく読んで受けてください。

Q 転院したら、検査はすべてやり直しになりますか？ 同じ検査は、できればもう受けたくありません。

施設によって対応は違うと思いますが、以前かかっていた施設で行った検査の結果は、できるかぎり新しい施設の医師に見せてください。新患の人を診るとき、その人の病歴、治療歴は大事な情報となります。

施設によって行っている検査は違いますので、追加の検査が必要になるかもしれませんが、できるだけ前の施設の検査結果を活かすところが多いと思います。卵管造影検査のような緊張する検査は、できるだけ繰り返したくないと思う人が多いでしょう。ただ、状況が変わりやすい項目は、新しい検査結果が必要になることもあります。

転院は決して悪いことではありません。しばらく通って妊娠しなければ、その施設は自分に合っていないのですから転院すべきです。いつまでも同じ所で同じことを繰り返していても、仕方がありません。

Q 血液検査を受ける日も、ふつうに朝食をとっていいですか? これから初めて病院に行くのですが、何か気をつけることがあったら教えてください。

人間ドックのように血糖値や中性脂肪を調べる検査は、食事の影響が検査結果に出てしまいますが、不妊の検査で見るホルモンなどは食事の影響はありません。とくに初めての受診はなかなか行く態勢になれないと思いますから、細かいことは気にしないで、ともかく行けるときに行ってほしいと思います。どんな状況でも、できる検査はあります。保険が適用される検査もあるので、保険証も忘れずに持っていってください。

第4章

一般不妊治療と卵巣刺激法

タイミング法と人工授精を併せて「一般不妊治療」と呼びます。年齢や検査の結果を踏まえ、何を目安にステップアップしていけばよいのでしょうか。

不妊治療に欠かせない排卵誘発の方法も解説します。

妊娠しやすい日はいつか？――タイミング法

一般不妊治療とは、「タイミング法」と「人工授精」を指す言葉です。不妊の基本的な検査によって異常が見つけられなかった場合は、簡単なことで妊娠する可能性も残るので、もっともシンプルな方法であるタイミング法から始めて、それで妊娠しなかったら、徐々に人工授精、体外受精と「ステップアップ」をしていくのが不妊治療の基本です。

ですが今は、年齢が高いためにこの段階を省略し、すぐに体外受精を行う方も増えています。それだけ、余裕のないケースが多いということです。とくに、高齢妊娠の方が多い施設では、タイミング法で妊娠する人は非常に少ないのが現状です。浅田のクリニックも高齢の方が多いため、妊娠できた人のうちタイミング法で妊娠した人は全体のうちわずか2％しかいません。

しかし、一般不妊治療は、第5章で紹介する体外受精などに較べてお金もかからない簡単な方法なので、それで妊娠できる可能性もあるのなら、年齢的に余裕のあるカップルは試してみる価値はあります。

河合がこれまで取材をしてきた実感から言えば、マスコミでは高度な不妊治療ばかりが注目されていますが、じつは、タイミング法を行うだけでパッと妊娠している人もけっこういるように思います。ただし、一般不妊治療で妊娠するカップルのほとんどは、治療を始めてまもなく妊娠します。なかなか妊娠しないままいつまでも一般不妊治療を続けることは、時間の浪費につながってしまいます。

最初に行われるのは、排卵日を推定する「タイミング法」です。

排卵日の推測にいろいろな方法があるのはすでに述べたとおりで、排卵日の推測は自分でもある程度は可能です。精度は高くないものの基礎体温からもある程度は読み取れますし、２本セット１３００円くらいで手に入る市販の試薬「排卵検査薬」を使えば、排卵の引き金となるＬＨ（黄体化ホルモン）の増加をとらえることができます。ＬＨが出始めてから36時間くらい経つと排卵となりますので、反応が出た日と翌日は妊娠しやすい日だということになります。

ただ、卵子と精子が出会えるセックスのタイミングはその２日間だけではありません。排卵した卵子が受精できる時間は約1日と短いですが、精子は３～５日も生きているからです。

その日数より短い間隔（つまり3～5日に1回以上）でセックスをしているカップルでは、いつ排卵があっても、精子が卵管で卵子を待っていることになります。そのようなカップルには、タイミング法は必要ではありません。20代で結婚していた時代の新婚夫婦にとっては、それくらいの頻度で性生活があるのはごく当たり前のことでした。

理想は、排卵日など気にする必要がない頻度で、普段から２人で天真爛漫に、活発に性を楽しむことです。それこそが妊娠への近道です。じつは、これは生殖補助医療の先端にいる医師たちがみんな口をそろえて言うことです。

決められた日にセックスを求められることは多少なりともストレスですから、夫婦関係がぎくしゃくしてしまうこともあります。「タイミングうつ」「タイミングＥＤ」などという言葉もあるくらいです。

しかし、現代の夫婦は性的アクティビティーが低くなりがちで、タイミング法を必要とする方は多いと思います。これもおそらくは晩婚化が進んだ影響でしょう。そもそも20代と40代の性的アクティビティーが同じであるわけはありません。回数が少なくなっているカップルは、できるだけ自然な性を大切にしながらも、タイミングを意識していくと妊娠は早まります。

そして、じつはもっとも妊娠しやすい日は排卵日ではありません。

妊娠を希望する女性たちを調査した２００２年の研究報告（図４－１）によると、妊娠に至ったセックスの多くが、排卵日の５日前から排卵日までの６日間に行われたものでした。

自分たちで妊娠しやすい日を探す場合は、市販の排卵検査薬を使うことが多いと思います。しかし、ＬＨが出始めるのは排卵の36時間くらい前と言われていますから、妊娠しやすい期間の前半では、まだ排卵検査薬が反応しません。でも、妊娠する可能性がけっこうあるのです。それどころか、研究報告ではもっとも妊娠しやすいのは、排卵日の２日前でした。

多くの人がいちばん妊娠しやすい日だと思っている排卵日当日は、妊娠は可能ですが、じつはそんなに妊娠率が高いわけではありません。

排卵が起きると、精子の通り道である頸管粘液（おりもの）は急速に減少し、性状も変化します。卵胞が破裂してしまったのですから、頸管粘液を増やす作用があるエストラジオールを盛んに出していた顆粒膜細胞もなくなってしまうわけです。

排卵検査薬が陽性になったら、その日か翌日だけがチャンスなのだと思い込んでいる人も少なくな

図4-1 いつ性交すると妊娠率が高いのか？

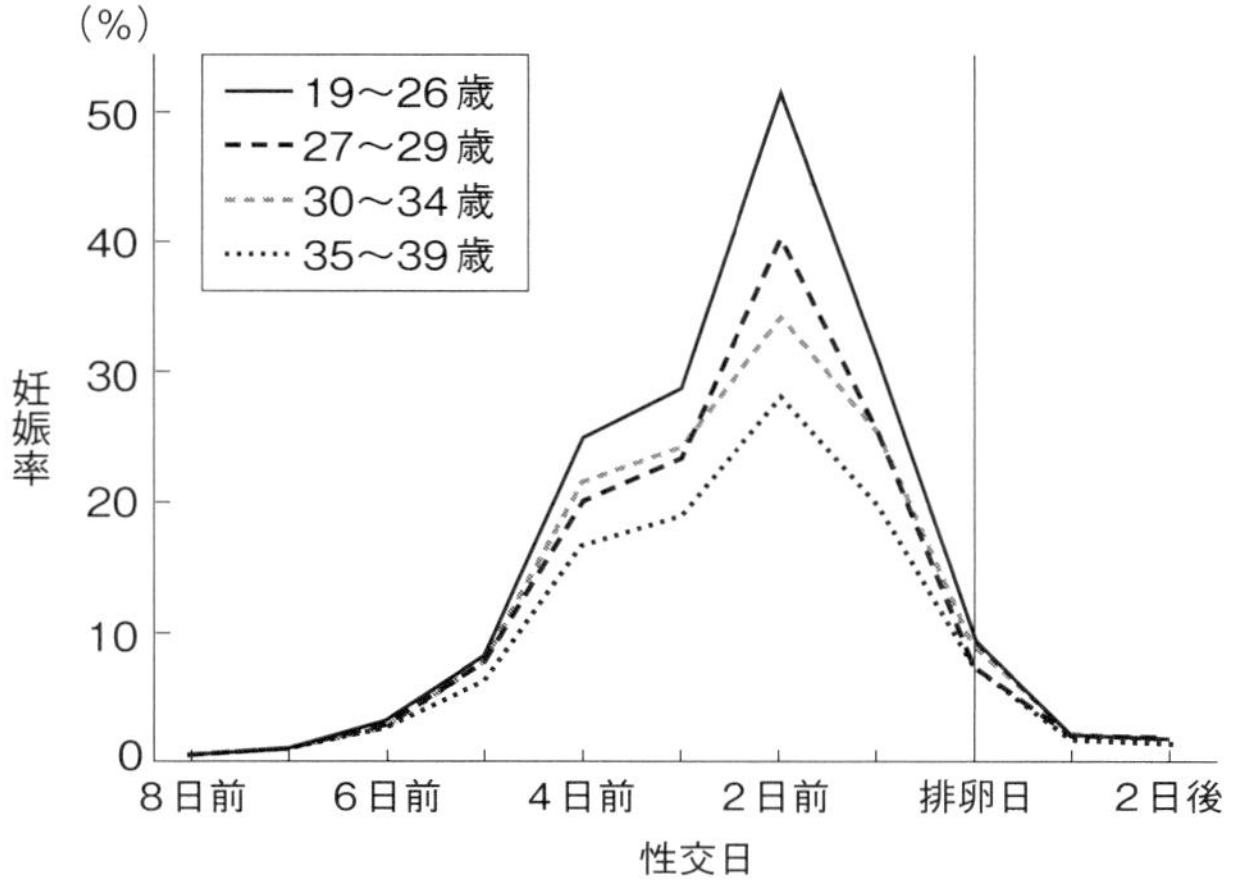

いつ性交して妊娠したかを調査したデータ。排卵の5日前から排卵日までの6日間が妊娠しやすいタイミングとなる。もっとも妊娠しやすいのは排卵日2日前。

Dunson D B et al., *Hum. Reprod*, 2002を改変

いのですが、実際はこのようにチャンスはもっとたくさんあります。

そもそも排卵は、起きる前に自分で正確に推定するのは難しいものです。ですから、排卵日にこだわることにはほとんど意味がないのです。妊娠可能かもしれない1週間をおおまかに把握する程度でよいと思います。

タイミング法の受診スケジュール

推定の正確さという点では、医師による超音波検査がいちばん正確です。

排卵検査薬を使ってみても反応が出ない場合や妊娠しない場合、より確実に早く妊娠したい場合は、やはり早めに受診し、基本的な検査を受けて大きな問題が見つからなければ、医師にタイミングをとってもらうとよいと思います。費用は、クリニックを受診しても部分的に保険が適用となるため、薬局で排卵検査薬を買うのも受診するのも、大差はないようです。

中には、市販の排卵検査薬を使って自分でタイミングをはかりたいのに、うまく反応しない人もいます。尿は水分の摂取量などで濃度が変化しますし、尿中のＬＨ（黄体化ホルモン）を感知するのが難しいことがあるのです。一日2回測ってみるという手もありますが、うまくいかない場合は基本的に医師にかかるべきでしょう。また、多嚢胞性卵巣症候群（ＰＣＯＳ）の人は、排卵期以外の時期にもＬＨ（黄体化ホルモン）がたくさん分泌される傾向があり、いつでも弱く陽性に出てしまうなどの不都合が起きることもあります。

自力でタイミング法を続けてもなかなか妊娠しない場合は、医療の手助けを必要としているかもしれないので、受診が必要です。

タイミング法を実施する際の理想的なスケジュールとしては、月経周期の10〜11日目くらいから通院します。この頃になると、卵胞は成長が著しい時期に入ります。卵胞の大きさが14〜15㎜くらいになると「いよいよ排卵が近づいている」と考えられますから、その２日後くらいに再受診するように言われるでしょう。この時期は大体一日で１・５〜２㎜くらいずつ大きくなっていき、18㎜以上になったら、その日に排卵があってもおかしくない大きさです。ここで医師は「排卵の時期ですよ」と教えてくれるはずです。

薬を使って排卵させる場合は、そのあたりで排卵を起こす注射を打って帰ります。通院回数は、排卵までに1〜3回と思ってください。

ただ、この通りにいかないからといっていらいらしないでください。実際の卵胞の発育は個人差が大きく、また、同じ人でも月によって違うもので、こんな風にお手本通りにはいきません。

タイミング法は、薬をまったく使わずにタイミングだけを見る方法と、薬を使って排卵をコントロールする方法の２通りがあります。

薬を使わない方法は、医者に通わずに自分たちだけでタイミングをはかる方法とあまり変わりません。でも、月経不順などがあって、自分では排卵の時期がうまくとらえられない場合にすめられます。妊娠率が高いのは薬を使うほうですが、薬が強すぎると多胎妊娠がやや増えます。

妊娠できる期間のセックスの回数は、多いほうがよいと考えられています。精子はできてから日が経っていないもののほうが運動性が高く、妊娠させる力が強いことが今日では明らかになっています。男性への無理強いは禁物ですが、これまでよく言われていた「3日間禁欲をすると精子の状態がよくなる」などという考え方は間違っています。

排卵後は、受診して確実に排卵したことを超音波検査で確認し、前述の「LUF（黄体化非破裂卵胞）」（103ページ参照）などが起きていないかどうかを調べます。排卵後の卵巣を見ると、袋の中の水分がまだ残っていればつぶれた形をした卵胞が確認できますが、まもなく見えなくなります。ですから一般的に言って、超音波で見て卵胞が消えていたら、排卵されたということです。また、黄体期の中盤（排卵から7日目くらい）にも一度受診し、血液検査をして、妊娠の維持に必要なホルモン「プロゲステロン」の値を調べます。

そして妊娠判定の日を設定します。妊娠判定は、排卵から14〜15日目です。

医師にかかり、薬を使ってタイミング法を行う場合の費用は、1周期あたり1万〜2万円くらいです。

人工授精は高齢妊娠なら2回前後を目安に

タイミング法の次に検討され、タイミング法よりは少し妊娠率の上がる不妊治療は、人工授精（ＩＵＩ：Intrauterine Insemination）です。夫の精子を使う配偶者間人工授精（ＡＩＨ：Artificial Insemination with Husband's Sperm）や提供精子を使う非配偶者間人工授精（ＡＩＤ：Artificial Insemination with Donor Sperm）といった名称が長年使われてきましたが、最近は婚姻の多様化が進み、ＩＵＩという略号が一般化してきました。

人工授精では、内診台の上で、次ページの図４－２のように細い管（カテーテル）を子宮内に挿入し、洗浄して雑菌などを取り除いた精液を注入します。管は柔らかいので、挿入時に痛みはありません。これで、精子にとってはいちばんの難所である子宮までの道程が省略され、泳がなければならない距離も短くなります。

こうした利点から、人工授精は次のようなケースですすめられます。

・タイミング法でなかなか妊娠しない場合
・精子の状態が思わしくないが、体外受精の必要性があるほどではない場合

・EDなどがあってセックスが難しい場合

　精液は、自宅で採取した精液を専用の容器に入れて持参するか、クリニックの採精室で採ったものを使います。数時間の差であれば、自宅で採った精液でも問題ありません。朝に採取したものを午前中に持ってきてもらえれば大丈夫です。また、運搬中の保温や冷却は不要です。

　持参した精液は胚培養士が洗浄し、遠心分離機にかけて「精子懸濁液」にします。精液を遠心分離機にかけると精子は底のほうに溜まるので、それを集めて少量の培養液に入

図4-2　人工授精の方法

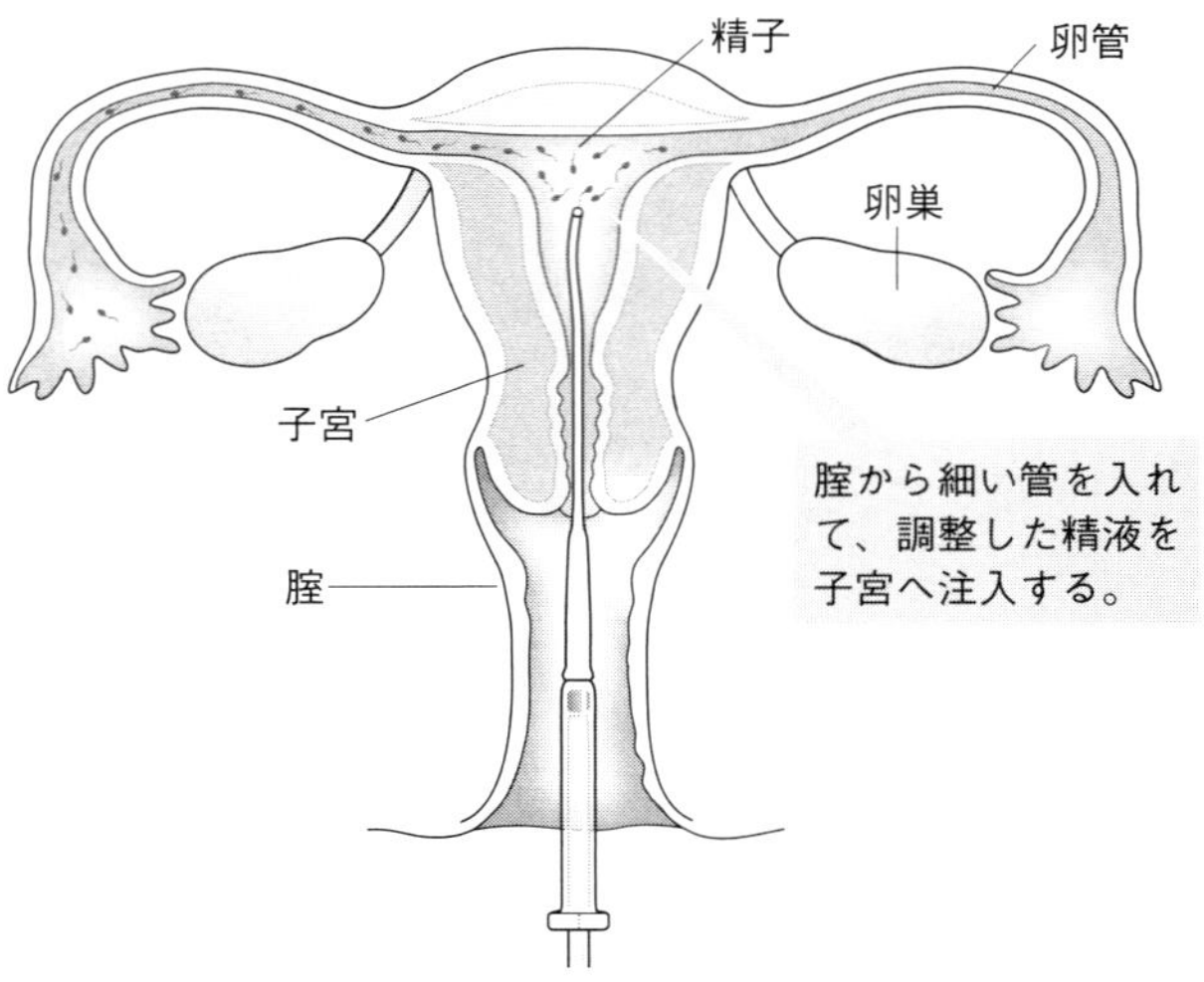
精子
卵管
卵巣
子宮
膣
膣から細い管を入れて、調整した精液を子宮へ注入する。

れたものが、精子懸濁液です。

精子はすべてが上に向かって進めるわけではないので、通常のセックスでは、射精されたすべての精液が子宮に入るわけではありません。

膣や子宮頸管には乳酸菌であるデーデルライン桿菌がたくさんいて乳酸を作って膣内を酸性にしているので、殺菌作用があり、精子が子宮に進入するときには精液中の雑菌はなくなっています。ですので、人工授精でも採取した精液をそのまま注入してはいけないのです。

タイミング法と同様に、薬をま

図4-3 人工授精は1回目の妊娠率がいちばん高い

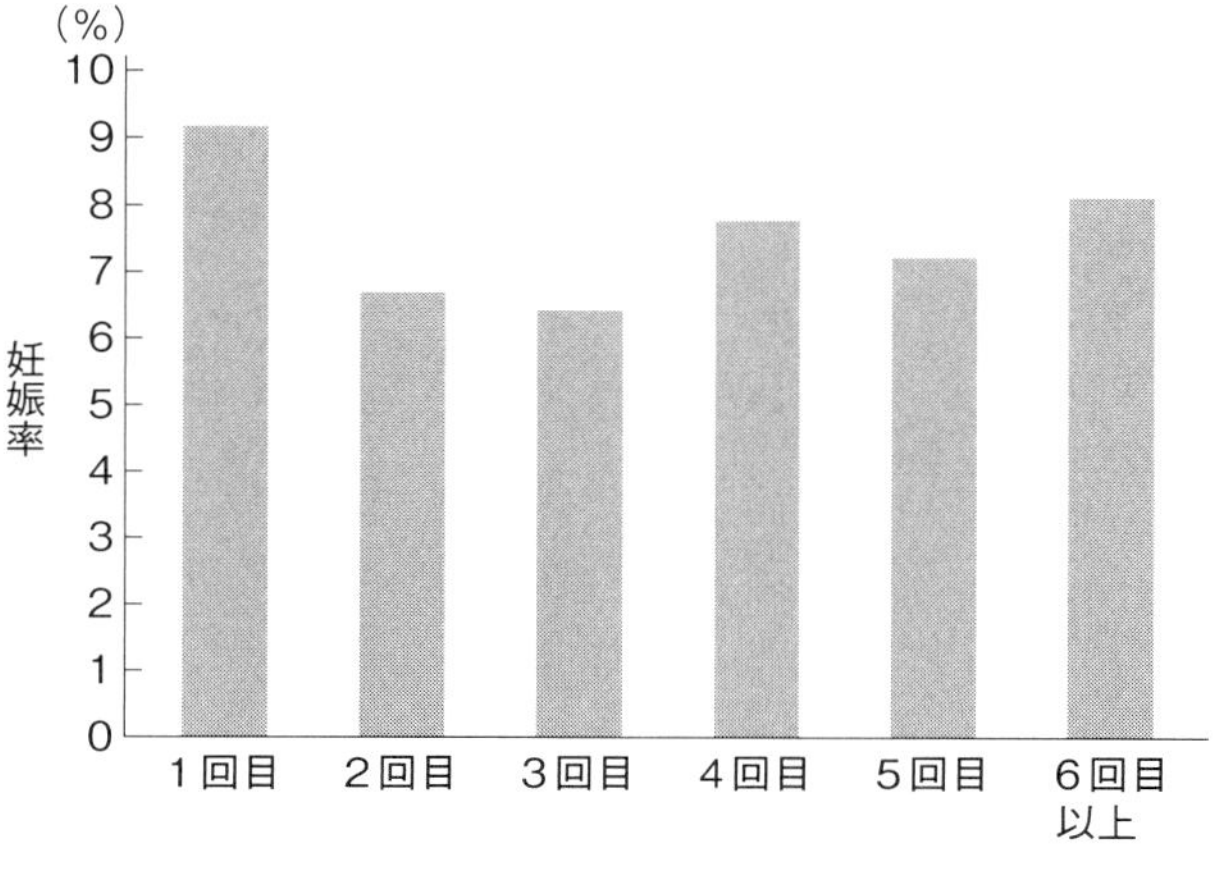

人工授精の実施回数と妊娠率を調べたデータ。1回目で妊娠する人がいちばん多く、その後の妊娠率はほぼ横ばいとなる。

浅田レディースクリニックで2006年に実施した約800人のデータをもとに作成

ったく使わずに行うこともできますが、薬を使うことで妊娠率を上げることができます。

経口の排卵誘発剤を使った場合の人工授精の妊娠率は、1周期あたり5〜9％というところです。

回数別に妊娠率を見ると、初回で妊娠する人が9％を超えていて最多となっています。しかし、回数を追うごとに低下するということもなく、何回目であっても妊娠率はあまり変わらないようです（前ページ図4－3）。

図4-4 人工授精で妊娠できる人は5回目までに妊娠している

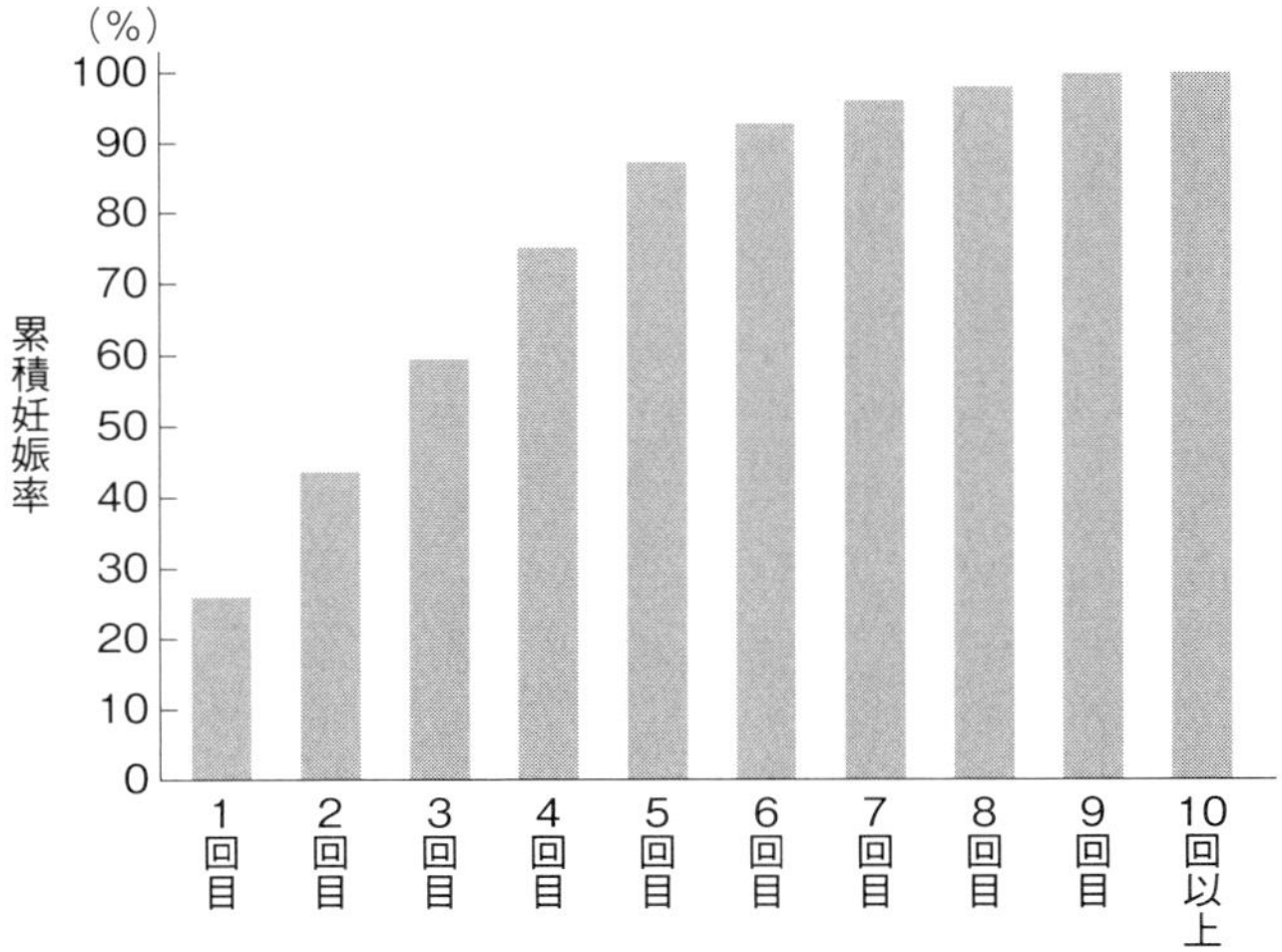

人工授精をした人の累積妊娠率。人工授精で妊娠できた人の90％近くは、5回目までに妊娠している。

浅田レディースクリニックで2006年に実施した約800人のデータをもとに作成

　しかし、人工授精を実施した人全体の累積妊娠率（図４－４）を見ると、６回目以降の伸びはごくわずかです。

　つまり、人工授精で妊娠できるカップルであれば、５～６回以内で妊娠できる可能性が非常に高いと考えられます。

　さらに、ここでも年齢のことを考

図4-5　年齢別にみた人工授精による妊娠率と出産率（累積）

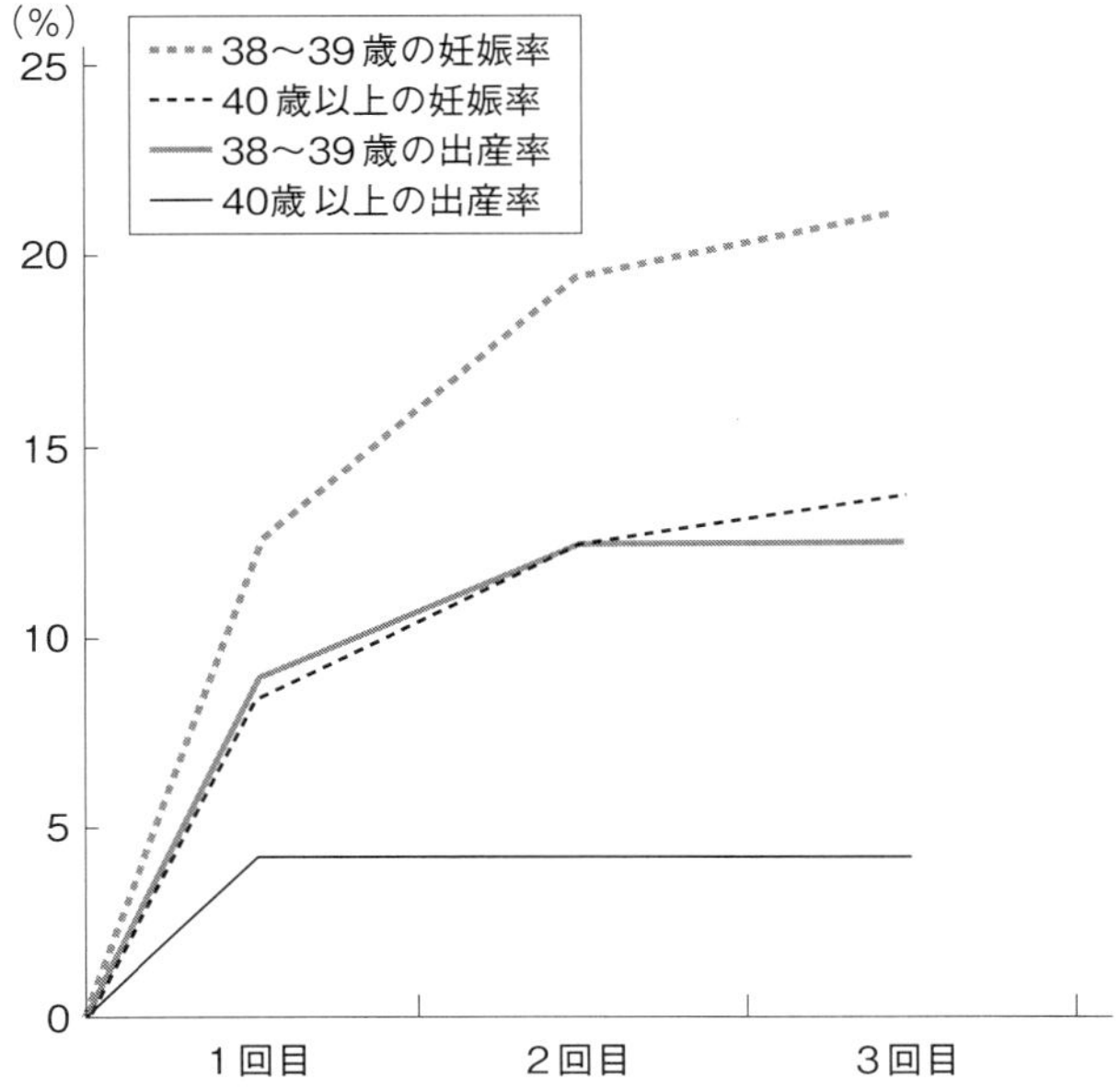

人工授精も年齢が高くなると妊娠しにくくなり、38～39歳は２～３回目、40代では１～２回目で妊娠しなければ、回数を重ねても妊娠・出産率はほぼ変わらない。
Isiah D. Harris, Stacey A. Missmer, Mark D. Hornstein, *Fertil Steril*. 2010より改変

えないわけにはいかないわけです。人工授精の累積妊娠率、累積出産率を年齢別に見てみたデータが、前ページの図4－5です。

高齢妊娠になると早くから頭打ちになってしまう傾向が現れ、38～39歳では2～3回目、40代では1～2回目で妊娠しないと、その後の人工授精で出産できる可能性はきわめて低くなります。

人工授精で妊娠できるかどうかの目安としては、精子の運動率や数も気になります。こちらを調べてみると、浅田のクリニックでは、精子の数が極端に少ない場合の妊娠例はわずかでしたが、前述（106ページ図3－4）のように、精液の状態は日による違いが非常に大きいのです。同一人物で、数では平均6倍、運動率では平均4倍もの差がありました。このことを考えると、精子の状態だけでは、人工授精を続けるかどうかを決めるのはやや難しいところがあります。

この人工授精にかかる費用は、1周期あたりの合計金額で2万～3万円くらいです。

体外受精へのステップアップ

人工授精では、精子の数も運動率も比較的高いのに妊娠しない例も数多くあります。これは、精子以外の要素が関係している可能性が高いと考えられます。

たとえば、排卵した卵子がちゃんと卵管に取り込まれていないのかもしれません。これを「ピックアップ障害」と呼びます。また、精子と卵子が出会っているのに、何かの事情で受精が起きにくいのかもしれませんし、精子が卵子の透明帯を破って中に進入することができないのかもしれないし、透明帯は破れたけれどその下にある卵細胞膜の中に入れないのかもしれません。これは「受精障害」と呼びます。

こうしたことは現在の不妊検査ではわからず、本章で紹介した一般不妊治療（タイミング法や人工授精）でも確認のしようがなく、体外受精に進んで初めてわかってくることです。

現在では基本的に、不妊治療は、全体で2年以内に結果を出すプランを考えるべきだと言われています。妊娠率が頭打ちになる回数に達したら、次の方法にステップアップするということをやっていくと、だいたいそれくらいの期間に収まるからです。

効果のきわめて小さい医療行為を繰り返す行為は、医師にとっては医療倫理を問われるものですし、患者さんにとってもつらいものです。その2年間のうち、タイミング法と人工授精といった「一般不妊治療」は、若い人でも1年以内を限度とすべきと考えられています。体外受精への心理的抵抗感や仕事との両立への不安、経済的負担が壁となって先に進めないカップルもいるのですが、その場合は不妊治療が非常に長引き、終わりの見えないトンネルとなってしまいがちです。

幸いなことに、人工授精で妊娠できなかったカップルが体外受精に進むと、初回の妊娠率がかなり高いという特徴があります。排卵した卵子のピックアップ障害や受精障害が妊娠を妨げていたカップルなら、体外受精、顕微授精はこれらの〝特効薬〟ですから、すぐに妊娠するというわけです。

浅田のクリニックで2003〜2005年に統計をとったところ、初めて行われた体外受精の臨床妊娠率（尿検査による妊娠反応が陽性であっただけではなく、超音波検査で胎児の入っている袋「胎嚢《たいのう》」が確認でき、継続の見込みが高くなった妊娠の率）が、全体では32・6％であったのに対し、人工授精からステップアップしたばかりのカップルでは62・5％と2倍近くも高いものになっていました。

排卵誘発剤とはどんな薬か

不妊治療では、タイミング法でも人工授精でも体外受精でも、排卵誘発剤の使用が主要な戦略になるので、ここで最初の説明をしておきましょう。

排卵誘発剤は、次のような目的で使われます。

1. 排卵が起きにくい人に排卵を促す

……「卵胞が育つ↓排卵する」という流れを作り出すホルモンの分泌に過不足がある場合、それを薬によって整え、卵胞を排卵に導きます。

2. 〈体外受精の場合〉複数の卵胞を育てて妊娠率を高める

……卵胞が複数育てば、子どもになれる卵子と巡り合う確率が増えます。

3. 排卵日を人為的に決定する

……発育期間の確保と排卵・採卵のスケジューリングのために、薬で自分のホルモンの分泌を抑え、人工的なホルモンの波を作ります。

つまり排卵誘発剤は、順調に排卵している人に対しても、2や3の目的で使われるわけです。薬は薬効が異なるさまざまなものがありますが、「排卵誘発剤」と総称されています。

タイミング法でも人工授精でも体外受精でも、最後に行うことが違うだけで、排卵誘発剤の顔ぶれは変わりません。その人の状況や治療法に合わせて、種類、用量、タイミングを探りながら使っていきます。

表4-1 卵巣刺激法の一例

<table>
<tr><td rowspan="3">調節
卵巣刺激
（標準刺激）</td><td rowspan="2">アゴニスト法</td><td>ロング法</td><td>アゴニストを前周期の途中から使う方法。ダウン・レギュレーション（171ページ参照）を利用するため、卵巣の機能にある程度余裕がある人に向いている。ただ、卵巣過剰刺激症候群という副作用のリスクが高く、安全に刺激が行えるアンタゴニスト法の登場により、メリットがなくなった。</td></tr>
<tr><td>ショート法</td><td>アゴニストを月経開始から使う方法。フレア・アップ（169ページ参照）を利用するため、卵巣の機能にあまり余裕がない人を対象とする。</td></tr>
<tr><td>アンタゴニスト法</td><td colspan="2">複数の卵胞を育てる方法で、体外受精ではこの方法が主流。ヒト閉経後尿性ゴナドトロピン（hMG）を投与して卵胞を育て、育ったらヒト絨毛性ゴナドトロピン（hCG）もしくはアゴニストで排卵を起こさせる。いずれも注射で投与するが、アゴニストは点鼻もある。卵子が一定数以上採れる人に向いている。</td></tr>
<tr><td>簡易刺激
（低刺激）</td><td colspan="3">タイミング法や人工授精、高齢妊娠などで、卵子が多数採れない人の体外受精に向いている。クロミフェンなどの飲み薬を服用し、ゴナドトロピン放出ホルモンの分泌を促す。適宜、hMGを加えることもある。</td></tr>
</table>

さまざまな卵巣刺激法

排卵誘発剤と呼ばれる一群の薬を使って卵子を得ようとすることを「刺激法」「卵巣刺激」「卵巣刺激法」などと言います。刺激法には、大きく分けて、「簡易刺激（mild stimulation）」と「調節卵巣刺激（controlled ovarian stimulation）」があります（表4－1）。卵巣の刺激法のバリエーションはじつにいろいろなものがありますが、どれも一長一短で、万人にとってベストな方法は存在しません。順に説明していきましょう。

簡易刺激

一般不妊治療で、確実な排卵を目的によく行われている方法。排卵がいつくるかよくわからない月経不順、無月経の女性に対して、より確実に1個の卵胞を排卵させるために有効な刺激方法です。

そして、体外受精にも簡易刺激は使われています。体外受精では薬の投与量を増やして複数の卵胞が育つことを目指しますが、この場合は、通常の卵巣刺激法である「調節卵巣刺激」を行っても十分な数の卵子が採れない患者さんに行います。

内服薬である「クロミフェン（商品名はクロミッド、フェミロンなど）」もしくは「シクロフェニル（セキソビットなど）」や「アロマターゼ阻害剤（フェマーラ、アリミデックスなど）」のいずれかを月経周期2〜3日目から毎日飲みます。

薬は前述のようにいろいろなものがあるわけですが、排卵させる力が強いクロミフェンが「第一選択薬」としてよく使われています（不妊治療に使う薬については、164〜165ページ表5－2参照）。

クロミフェンは、脳の視床下部にある受容体に作用し、脳がエストラジオールをとらえられないようにします。すると脳の視床下部は「卵胞が育っていない」と錯覚して、GnRH（ゴナドトロピン放出ホルモン）の分泌を促します。その結果、下垂体前葉からもっとFSH（卵胞刺激ホルモン）とLH（黄体化ホルモン）の分泌が増加することになり、卵胞の発育が促されるのです（卵胞の成熟にかかわるホルモンの働きは、44ページ図2－4参照）。これらの結果として女性の卵胞を育てる力は普段より強くなります。

ただ、クロミフェンは子宮内膜と子宮頸管にも直接作用し、頸管粘液が減少したり、子宮内膜が薄くなるという欠点があります。ですから、排卵率が上昇してもそれに見合った妊娠率が得られません。頸管粘液が減るということは、精子が頸管を通って卵管に進むのを妨げてしまうことになるので、クロミフェンは、精子が自力で頸管を泳がなくても子宮に入れる人工授精と相性が良いと言われています。

またクロミフェンは、排卵前にＬＨ（黄体化ホルモン）の急上昇が起こる「ＬＨサージ」という現象を妨げる作用があります。そのため、超音波検査で卵胞の大きさを測っていると、通常は18㎜くらいで排卵するのに、クロミフェンを使っていると20～22㎜でも排卵しないことがあります。こうした理由から、クロミフェンを処方する場合は、排卵期にｈＣＧ（ヒト絨毛性ゴナドトロピン）製剤を使って排卵を起こすことが一般化しています。

これに対し、子宮内膜や子宮頸管に働きかけないアロマターゼ阻害剤は、頸管粘液が減ったり、子宮内膜が薄くなったりすることはないのが利点です。副作用が少ないため、排卵させる力はクロミフェンより弱いのですが、妊娠率は同じくらいです（ただし、体外受精で採卵するためにアロマターゼ阻害剤を使う場合は、採卵する前に排卵してしまって採卵できなくなることがあるのが欠点です）。

アロマターゼとは、エストラジオールが作られるときに必要な酵素の名称です。エストラジオールは、おもしろいことに、男性ホルモンの代表格であるテストステロンが材料です。テストステロンは女性でも分泌されていて、血中に存在します。女性ホルモンの代表格であるエストラジオールは、男性ホルモンのテストステロンが卵巣でアロマターゼによって代謝されて作られているのです。

アロマターゼ阻害剤は、アロマターゼの働きをじゃまする薬ですから、実際にエストラジオールの量を減らします。そこで、エストラジオールを感知する脳の視床下部は「まだ卵胞が育っていない」と勘違いして下垂体に指令を出し、下垂体からFSH（卵胞刺激ホルモン）、LH（黄体化ホルモン）をもっと分泌させるわけです。

一般不妊治療に使われる内服の排卵誘発剤は、限定的ですが、保険が適用されます。クロミフェンとシクロフェニルは、排卵誘発剤として保険が適用されます。これらを一般不妊治療で使用すると、超音波検査が保険で受けられます。ただし、超音波検査が保険適用となるのは月3回だけ、と回数制限があります。また、薬剤の費用も、服用の開始は月経周期2〜3日目からなのに、保険適用は月経周期の5日目から5日間に使用する分しか認められていません。これは、昔はそのように使っていたのが、そのまま制度だけ残っているからです。こんな国は、日本の他にあまりないでしょう。

アロマターゼ阻害剤は、乳がんの再発を悪化させるエストラジオールの量を実際に減らすので、乳がんの治療薬としては保険適用となっています。しかし、排卵誘発を目的とした使い方は認められておらず、自費となります。

調節卵巣刺激

調節卵巣刺激で使う薬は、内服薬ではなく注射がメインです。使う薬の種類や投与方法によって、１３４ページの表４－１に示したように、いくつかの方法があります。

調節卵巣刺激は、体外受精のときに通常用いられる卵巣刺激法で、卵胞の反応がとくに悪くなければこの方法を行います。複数の卵胞を育てて、妊娠率を上げるためのスタンダードな選択と言えます。詳しくは、次章で述べましょう。

ただ、一般不妊治療でも注射の薬を使うことはあります。内服薬より作用が強いので、クロミフェンの投与量を増やしても排卵が起こせない人を排卵させることができるからです。

ただし、一般不妊治療で注射をする場合は、薬剤の使用量はごく少量です（ですので、少しややこしいですが、一般不妊治療では注射の薬を使っても調節卵巣刺激とは呼びません）。

一般不妊治療でこのように薬の量を控えるのは、多胎妊娠をできるだけ予防したいからです。体外受精では卵子を体外に採りだすので、受精卵は身体の外でできます。ですから、受精卵が何個できようが、それを1個ずつ戻しているかぎり多胎妊娠にはなりません。

これに対してタイミング法や人工授精では、受精卵の数は調整できません。ですから、複数の受精卵ができたら、双子以上の子どもになる可能性があります。

多胎妊娠は双子の愛らしいイメージなどから積極的に希望する人もいるのですが、実際には医学的リスクが高くなります。その代表は、早産で小さく生まれる子が多いことです。

新生児は、出生体重が2500g未満の場合は「低出生体重児」とされますが、その割合が、単胎の場合は8・3%しかないのに対し、多胎の場合は72・9%となり（厚生労働省人口動態統計2012年）、4人中3人は低体重で生まれることになります。

そうならないように、タイミング法や人工授精で注射が使われる場合は薬を控えめにして、育つ卵胞が1つになることを目指します。さいわい今はAMH検査があるので、卵胞が多数できやすい人は事前に予想が立ちます。

不妊治療Q&A

Q 排卵誘発剤の副作用を教えてください。

もっとも注意したいのは、OHSS（卵巣過剰刺激症候群）と多胎妊娠です。しかし、今は有効な予防法がありますので、それを確実に実施することが大切です。

OHSSは、hCG製剤、hMG（ヒト閉経期尿性ゴナドトロピン）製剤を使った調節卵巣刺激で起きやすい副作用です。しかし「AMH検査でハイリスクの人を見つけ出し、hC

Ｇを使わずにＧｎＲＨアゴニストで採卵への引き金を引く」「薬剤の使用量が多いロング法は行わずアンタゴニスト法を行う」といった予防策をとれば、今ではほぼ確実に危険な事態を避けられます。

浅田がクリニックで２０１２～２０１６年に実施したアンタゴニスト法による体外受精３２７３件を振り返ってみたところ、ＯＨＳＳの発生による腹水吸引を行った人は０・２％でした。そのほとんどがｈＣＧを使った人で、使わなかったのに腹水吸引となった人は１名だけでした。

しかし、ｈＣＧ製剤を使わない人もｈＭＧ製剤は使います。また、これらの薬を使うと腹部の重苦しさなどの軽い症状が出る人はもっと多くいます。

２０１１年に厚生労働省が出した『重篤副作用疾患別対応マニュアル　卵巣過剰刺激症候群（ＯＨＳＳ）』によると、軽症のものを含めると、ＯＨＳＳの症状はｈＣＧ製剤、ｈＭＧ製剤を使った調節卵巣刺激では５％に発現しているとのことです。また好発時期は「ｈＣＧの投与後」とされていて、ｈＣＧは簡易刺激や、内服薬での一般不妊治療でも採卵、排卵の引き金として使われています。

これは、まれとはいえ、万が一重篤になった場合は血栓症、肺水腫などを起こし死亡に至る例もあることから、ＯＨＳＳについて正しい知識を広めるために出されたマニュアルです。この患者さん向けのページには「おなかが張る」「吐き気がする」「急に体重が増えた」「尿量が少なくなる」といった症状があった場合は、医師や薬剤師に連絡するようにと記されています。

症状があったら受診して、超音波検査で卵巣の腫れ具合や腹水の有無をみたり、血液検査を行うなどして、必要があれば入院設備の整った病院に入院することになります。軽度であれば、患者さんにとっては不快なものですが医学的には問題ありません。急に起きたホルモンの増加に身体がついていけなくなって、月経前症候群やつわりに似た状況になったと考えればよいと思います。

いやな症状が出るのは採卵2日後くらいが多く、そのあたりは受診日になることが多いはずですから、医師に様子を話してください。状況に応じて、不快感を軽減する薬や重症化を予防する薬が出されるかもしれません。

なお、OHSSの起きやすい人の特徴は次の通りです。こうした人は自分でもとくに用心して、薬の使用量が多い治療や、hCG製剤の使用を避けるようにしてください。

・多嚢胞性卵巣症候群（PCOS）
・若い人
・やせている人

・過去にOHSSを起こしている人

このほか、卵巣刺激法に使うおもな薬の副作用としては、GnRHアゴニスト、GnRHアンタゴニストは、子宮内膜症の治療などで長期間使うと、頭痛、ほてり、肩こりなどの不快感を訴える人がいます。

多胎妊娠は、日本産科婦人科学会のガイドラインが提唱されて以降、子宮に戻す受精卵の数を決められる体外受精では、かなり減っています。

卵胞を育てる薬は、前述したように一時的に子宮内膜のでき方によくない影響を与え、子宮内膜が薄くなることがあります。しかし、これも最近は、採卵した周期には受精卵を戻さずにすべて凍結（全胚凍結）するようになってきたので、体外受精ではこの副作用は妊娠率に関係がなくなってきました。

排卵誘発剤の発がん性については、長い間各国で数々の大規模な研究が行われ、卵巣がん、乳がんなどの増加がないか調べられてきましたが、問題はありませんでした。30～40年間使われてきたこともあり、いまでは問題はないという認識が国際的なコンセンサスとなっています。

また、「排卵誘発剤を使うと卵子が早くなくなる」といった噂に根拠はありません。排卵誘発をしなくても、月経すらなくても、卵子は日々消えていきます。排卵誘発剤で治療する方に卵子が少ない方が多いのは事実ですが、それは薬のためではなく年齢のためで、自然の摂理です。そもそも卵胞は、卵巣の中で目を覚ますときは、排卵誘発剤の成分に反応する受容体を持っていません。

排卵誘発剤にはさまざまな不安がつきまとうようですし、現に、過去においては危険な使われ方もありました。しかし今では、「安全な不妊治療」は先進国の専門家たちの共通テーマとなり、日々、努力が続けられてかなりの改善をみていると思います。

Q 「2人目不妊」とはどういう意味ですか？

1人目はとくに困らずに妊娠できていたカップルが、2人目を妊娠しようとして不妊に悩んでしまうことを、一般的に「2人目不妊」と言います。

初産年齢の上昇が著しいいま、2人目や3人目の妊娠の時期には高齢妊娠になる人がとても多くて、この悩みは拡大するばかりです。子どもがいる夫婦は仕事と育児の両立に疲れていることも多く、性生活もつい途絶えがちとなります。

1人目は簡単に妊娠できたことで「自分たちは妊娠しやすい」と思い込むのは間違いのもとで、身体も卵子も年々歳を取り、変化しています。

ひとりっ子が増えていますが、「子育てがつらい」と言う人は、子どもを1人だけ育てているお母さんに多いと浅田も河合も感じています。きょうだいがいれば、親が家事をしているときも、子どもどうしで遊んでくれます。子どもにとっても、きょうだいの存在は成長過程において重要な意味があります。

ただ、きょうだいを産むには、1人目の治療同様、早期受診が鍵になります。治療を開始すれば、一度も妊娠したことがない人よりは妊娠率が高いと考えられています。

子連れ受診にためらいを感じる方は多いのですが、子どものプレイスペースを設けているクリニックを探せば、2人目不妊の人への配慮がある医療施設が見つけられると思います。

2人目不妊の人は「子どもなら、もういるからいいでしょう」などと言われることがあって、「居場所がない」と感じることもあるそうです。でも、きょうだいが欲しいという気持ちは親になった人の素朴な願いで、贅沢でも何でもありません。

Q 身体を動かすことが好きで、毎日のランニングなど、いろいろなスポーツを楽しんでいます。不妊治療を始めても、この生活を続けてもよいでしょうか?

月経が止まってしまうようなハードなトレーニングを行ってよいわけではありませんが、適度なスポーツは治療のストレスを解消するためにも役立つでしょう。煙草は夫婦そろっての禁煙をすすめたいですが、食事や運動など、普段の行動で妊娠力が変わることはほとんどありません。にもかかわらず、行動に気を使ってストレスを溜める人はたくさんいます。また、妊娠しないことを行動のせいにして後悔したり、自分を責めたりする人も少なくありません。そうしたストレスは、百害あって一利なしです。

第5章

体外受精と顕微授精

体外受精・顕微授精には、さまざまな方法があります。施設によって採用している方法も違いますが、なかなか妊娠しなくて悩んでいる人は、ぜひ本章を読んで「自分に合った方法」を見つけてください。

ノーベル賞受賞までの長い道のり

この章では、一般不妊治療からさらにステップアップして、体外受精（ＩＶＦ：In Vitro Fertilization）や顕微授精（ＩＣＳＩ／イクシー：Intracytoplasmic Sperm Injection）の説明をしていきます。

体外受精がこれまでの方法と大きく違うのは、成熟した卵子を、卵巣に針を刺して吸引して体外に採り出す点です。これを「採卵」と言います。

採り出した卵子は、培養室で胚培養士が精子をふりかけ、受精卵ができたら何日か培養して子宮に戻します。子宮に受精卵を戻すことは「胚移植（ＥＴ：Embryo Transfer）」と呼ばれます。ここまでの過程に、今日ではさまざまなバリエーションが存在します。

顕微授精も、体外受精のバリエーションのひとつです。

受精卵を作るとき、顕微鏡下で卵子の透明帯を破り、精子を卵子の細胞質の中に注入することを「顕微授精」といいます。この方法と区別するため、顕微授精をせずに自然に精子が入るのを待つ体外受精を「コンベンショナルＩＶＦ（ｃ－ＩＶＦ：Conventional In Vitro Fertilization）」と呼ぶことも増えてきましたが、本書ではとくに区別をせず、単に「体外受精」と言うときは顕微授精によるものも含むと考えてください。

体外受精は現在の不妊治療の主流となっており、これによって、今までは子どもをあきらめざるを得なかったケースでも、ずいぶんとたくさんの人が願いを叶えられるようになりました。

ここで少し不妊治療の歴史を振り返ってみると、医学的な手段がなかった時代は「嫁して三年子無きは去る」という言葉があったように、女性を替えればよいという考えがありました。しかし、それは非人道的なことですし、今日では大きな不妊原因のひとつだとわかっている男性不妊には効果がありません。ですから不妊治療が普及する前は、子どもができないと、子どもの多い家庭から養子をもらうケースがかなり多かったようです。

それが卵子と精子が受精する仕組みや、ホルモンなどの存在がわかり、20世紀の後半に体外受精の時代が幕を開けました。

しかし、その始まりは、じつは大変な茨の道だったのです。

初期の体外受精は、卵管閉塞の女性を対象にした治療として始まりました。卵管の閉塞は、手術で開通できることもありますが、うまくいかないケースも多数あります。

体外受精の第1号は、1977年、この卵管閉塞に悩む若き女性に対して行われ、翌年に誕生したルイーズ・ブラウンちゃんは大変有名な赤ちゃんになりました。

これは、英国ケンブリッジ大学教授のロバート・エドワーズと産婦人科医のパトリック・ステップトーによる仕事でした。ステップトーは1988年に亡くなりましたが、エドワーズは2010年にこの功績でノーベル生理学・医学賞を受賞しました。

しかし、ルイーズちゃんの誕生からエドワーズのノーベル賞受賞までの間には、じつに32年もの歳月が流れています。このことは、体外受精には、社会的な風当たりがいかに長く続いていたかを雄弁に物語っていると思います。体外受精は、キリスト教国が生命倫理について議論するときに大きな影響力を持つ、バチカンの容認も得られませんでした。

浅田は、エドワーズたちと同時期に活躍した医師のもとで顕微授精の黎明期に立ち会っています。第1号の成功はエドワーズに譲ったものの、実際的には体外受精の成立に大変大きな功績を残したハワード・ジョーンズ博士、ジョージアンナ・ジョーンズ博士夫妻の研究所、ジョーンズ・インスティチュートに1993年から留学していたのです。

ジョーンズ博士夫妻は、調節卵巣刺激の臨床応用を実現し、体外受精の今日ある形を決定づけた医師です。夫婦そろって体外受精の研究者で、夫妻はローマ法王に謁見して体外受精の意義について議論したことがあったそうですが、そこでも理解は得られなかったということです。

ジョーンズ博士夫妻が体外受精を始めた1980年前後の米国では、治療を妨害しようとする数々の事件があったそうです。

夫妻ははじめ東海岸のジョンズ・ホプキンス大学で研究をしていたのですが、いろいろな妨害が激しかったので大学での研究を断念せざるを得ず、同じく東海岸のノーフォークの地に移り、自分たちの研究所を設立しました。

しかし、このような抵抗があったにもかかわらず、妊娠できない切実な悩みを抱えたカップルたちはこの技術を求め続け、体外受精を実施する医師のもとを訪れて子どもを抱く幸せを手に入れてきました。

今日までに、体外受精で生まれた子どもは世界で６００万人以上に上ります。第1章で述べたとおり、日本でも２０１３年時点で、新生児の24人に１人は体外受精で発生した命となっています。

エドワーズのノーベル賞受賞は、世界中の生殖補助医療の専門家たちにとって非常に感慨深いものでしたが、それは、こうした歴史があってのことなのです。

卵子が体外で受精するということは、たしかに自然界において人間では起きえないことです。しかし、生物の進化の歴史を振り返れば、魚類を見ればわかるように、有性生殖を行う生物の卵はもともと体外で受精し、体外で育って孵化します。

もちろん人間は体内で自然に受精できればそれに越したことはありませんが、体外で精子と卵子が出会うということは、太古の昔からこの地球上でたくさんの生きものたちが選んできたやり方でもあります。

体外受精・顕微授精がすすめられる人は？

体外受精は、開発されてから今までに、その治療対象となる範囲がずいぶんと拡大してきました。その変遷をたどってみましょう。

まず、体外受精は男性不妊に悩むカップルにも実施されるようになりました。体外受精を行えば、精子は卵子のいるところまで必死に泳ぐ必要はなく、卵子は目の前にいるのです。

とくに顕微授精が開発されると、精子が1個あれば受精が可能となりました。これは、今まで子どもをあきらめていた男性不妊の患者さんにとって、夢のようなニュースとなりました。精子が見つけられないケースや他にも不妊原因がある場合を除き、大半の男性不妊は、今では、顕微授精で解決することができます。

さらに、排卵誘発剤の開発も進んでくると、卵巣刺激法によって複数の受精卵を作れるようになってきました。そうなると、「たくさんの卵子を採ってよい卵子に巡り合うチャンスを増やす」という戦略が現れて、それをねらって体外受精を求める人がどんどん増えていきました。

体外受精の第1号、ルイーズ・ブラウンちゃんのことを思うと、当時と較べて体外受精を行う理由は様変わりしています。今では体外受精を行う人の大半が、高齢妊娠のために卵子が減り、妊娠しにくくなった女性たちです。この人たちはたくさんの卵子を採ることもできなくなっていきますが、やっと育った貴重な卵子が卵管に入らなかったり、受精しなかったりして失われてはいけないと顕微授精による確実な受精を目指しています。

こうして、はじめは卵管が詰まった人のためのものだった体外受精は、対象者をどんどん拡大してきました。今や体外受精は、不妊治療の代表選手となったのです。

そのほか、原因はわからないけれど、なぜか人工授精までの方法では妊娠できない人たちも、体外受精の対象になります。この方たちは受精障害のために妊娠できていないことが多く、人の手で確実に受精させる顕微授精が非常に有効だということはすでに述べたとおりです。

多数の卵胞を作るという戦略は、排卵誘発剤の副作用である卵巣過剰刺激症候群（ＯＨＳＳ）の問題を引き起こして、一時期大きな問題となりました。これは今日でも完全に消えたわけではありません。しかし前述のように、ＡＭＨ検査やアンタゴニストの登場によって、ＯＨＳＳの発症率は非常に低くなっています。

第６章で詳しく述べますが、体外でできた受精卵を凍結してとっておく凍結技術の進歩も非常に大きなできごとです。これによって体外受精は、受精卵がたくさんできてもひとつずつ子宮に戻せばよいことになりました。

また、ホルモンの関係で「たくさんの卵子を採卵すること」と「良い子宮内膜を作ること」はなかなか両立しないのですが、それも、凍結した受精卵を他の月経周期に子宮に戻すことで解決されました。あとでまた詳しく述べますが、たくさんの卵子を作った「採卵周期」では、黄体ホルモンが増えて、子宮内膜ができ上がるタイミングが受精卵の成長より早くなりがちです。でも、それは、その周期だけの現象です。ですから次の周期には、今度は良い子宮内膜を作って、凍った受精卵を溶かしてベストなタイミングでそこに戻すことができます。

受精卵を凍結せず、採卵した周期の子宮に戻すことは「新鮮胚移植」と言い、凍結した胚を溶かして別の周期に戻す胚移植は「凍結胚移植」「凍結融解胚移植」と言います。

こうしたいくつもの技術革新により、体外受精はそれ自体も大きく変わって、より安全な、より妊娠率の高いものになってきました。

体外受精にもさまざまな方法がある

体外受精は、卵巣刺激法で使う薬も注射になることが多く、女性にとっては大変です。また、非常に高価で保険が利かず、国と自治体による治療費の助成制度も多くの場合は部分的な助けにしかなりません。所得制限が厳しいので、まったくもらえない人もたくさんいます（２０１ページ参照）。

ですから患者さんの負担はあらゆる意味で大きいのですが、それをも上回るメリットを感じてトライする人が増えているのは、これまで紹介してきた他の方法よりもずっと妊娠率が高いからです。

ただし、一口に「体外受精」といっても、その方法は一律ではありません。施設のポリシーによって、また患者さんの状況によっても大きく変わり、それに伴って、妊娠率も大きく変わってきます。

体外受精の妊娠率は、卵子がたくさん採れたほうが高く

図5-1 採卵数が多いほど体外受精の出産率は上がる

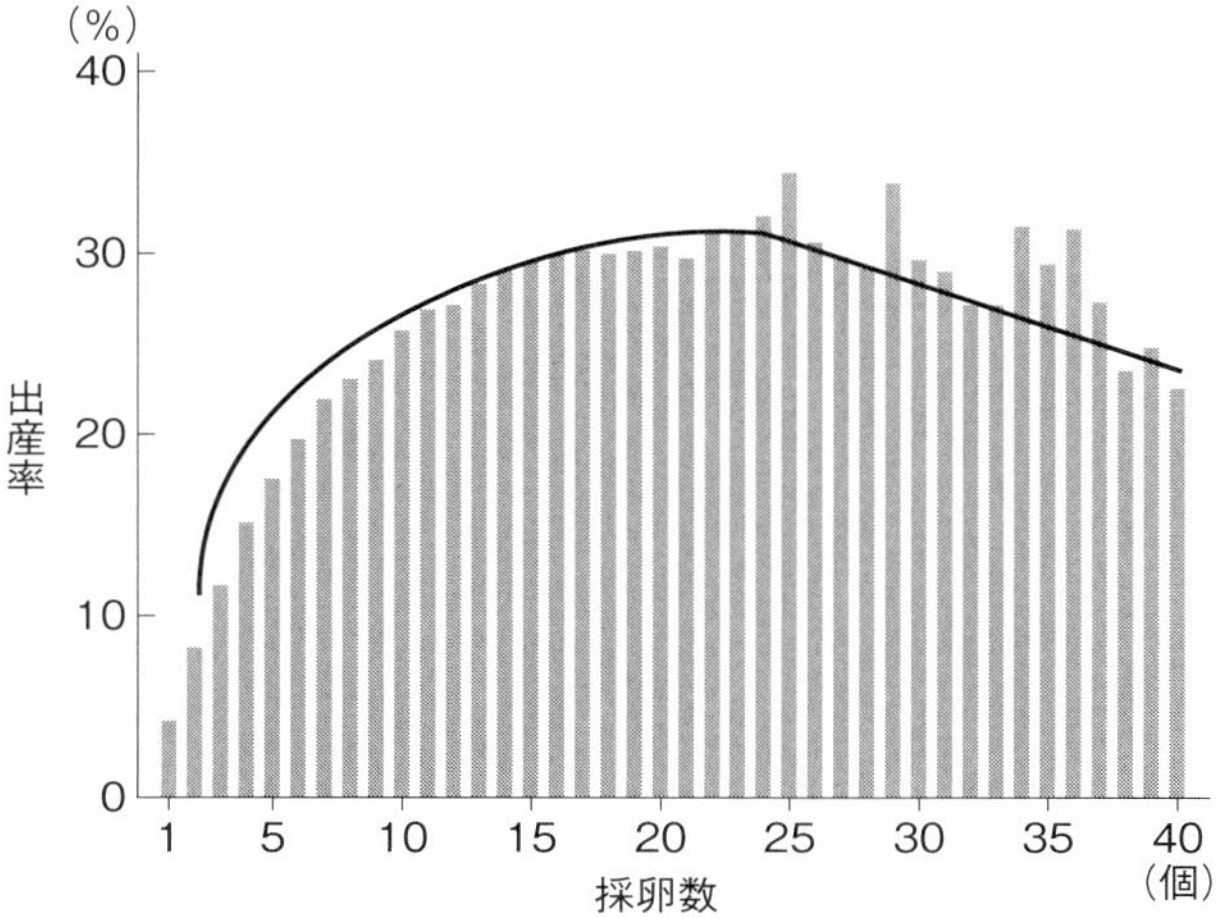

このグラフは新鮮胚を移植したときのデータ。新鮮胚移植では採卵数が15〜25個を超えると出産率は低下していくが、凍結胚を別の周期で戻せば出産率は採卵数が多いほど上がる。

Sesh Kamal Sunkara, Vivian Rittenberg, Nick Raine-Fenning et al. 2011より改変

なることは以前からよく知られています。採卵できた数と出産率の関係を示した前ページの図５－１は専門家の間ではよく参照されてきたもので、出産率は、採卵数15個までじつにきれいに伸びていくのが見て取れます。

15個から伸びが止まって、その後は下がっていますが、最近、これは黄体ホルモンの影響だと考えられるようになってきました。「卵胞をたくさん作ると、ひとつずつの卵胞の質が落ちてくる」ということではありません。

卵胞は、成熟してくると排卵前から少しずつ黄体ホルモンを出すようになります。ということは、卵胞をたくさん作ると、卵胞たちが作る黄体ホルモンの総和量も当然ながら大量になってきます。黄体ホルモンは子宮内膜に受精卵を着床させる準備を促すホルモンです。この黄体ホルモンが多いと何が困るのかというと、受精卵がくる前に子宮内膜ができあがってしまい、本当に受精卵がくる頃には内膜のいちばん着床に適した時期が終わっているため、着床しにくくなるのです。

しかし、それならば、受精卵は凍結しておいて別の周期で戻せばいいのです。グラフで示したデータは、じつは新鮮胚移植のデータです。凍結胚移植を行えば、卵胞は非常に多くても妊娠率はさらに伸びていきます。

実際に、浅田のクリニックで凍結胚で実施した体外受精の採卵数別妊娠率を調べてみると、10個未満の人は27・４％でしたが、10～19個では60・４％、20～29個では64・８％、30個以上では

79・9%でした。妊娠率は30個を超えても上がり続けました（2007～2008年のデータ）。これについては、第6章で詳しく述べます。

ひとつの良好胚盤胞を得るには13個の卵子が必要

体外受精で妊娠に至る受精卵を得るには、一般の方が想像するよりはるかにたくさんの卵子が必要です。採卵できた数と、その後の育ちを全体的に見てみたのが次ページの図5‐2です。

これは31～35歳という、まだ卵子が老化する（加齢の影響を受ける）前の年齢の人の卵子を見ています。

良好胚盤胞をひとつ手に入れるには、採卵で平均12・8個の卵子が必要でした。採卵した卵子はすべて子宮に戻せるわけではなく、未熟だったものや受精できないもの、培養の途中で発育が止まってしまうものが出てきます。子宮に戻したあと妊娠する確率が高いとされるのは、「良好胚盤胞」の段階まで成長できた卵子です。

つまり卵子は、「十数個採れてもやっと1人生まれるかどうか」というところです。出産できる卵子の割合が高い30代半ばまででさえこのような割合であり、高齢妊娠の人はこの2倍くらい厳しい状況になると思います。

この採卵数には、卵巣刺激の考え方も関係しています。

生殖補助医療にはいくつもの国際的な学術組織がありますが、その代表的な存在であるＡＳＲＭ（米国生殖医学協会：The American Society for Reproductive Medicine）とＥＳＨＲＥ（欧州ヒト生殖医学会：European Society of Human Reproduction and Embryology）が２０１２年に初の合同会議を行った際も、卵巣刺激の方法が議論されています。

その報告書「ＡＳＲＭとＥＳ

図5-2 良好胚盤胞を得るのに必要な採卵数

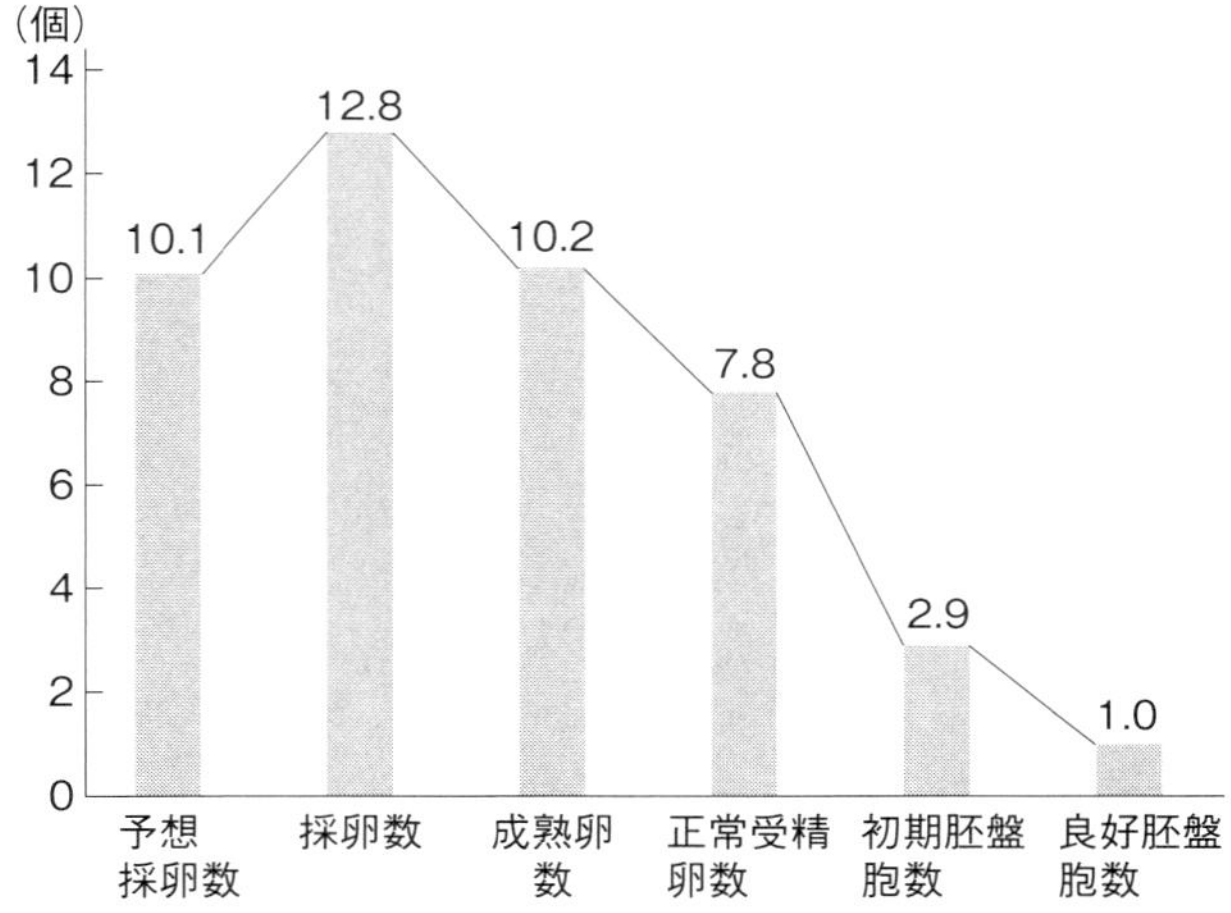

妊娠率が高いとされる良好な胚盤胞を得るには、平均で13個程度の卵子が必要となる。31〜35歳を対象にした調査。

浅田レディースクリニックで2012年に実施した141症例のデータをもとに作成

HREのベストな診療（Best Practices of ASRM and ESHRE)」によると、体外受精は、注射で複数の卵胞を採る調節卵巣刺激を用いれば、最小の周期数で最大の成功率を得られるとされました。

そして、1人の子どもを得るために必要な卵子の数は、「平均25・1個」「38歳未満の女性に限っても6～16個」とさ

図5-3　30代は刺激法の選択で妊娠率が大きく変わる

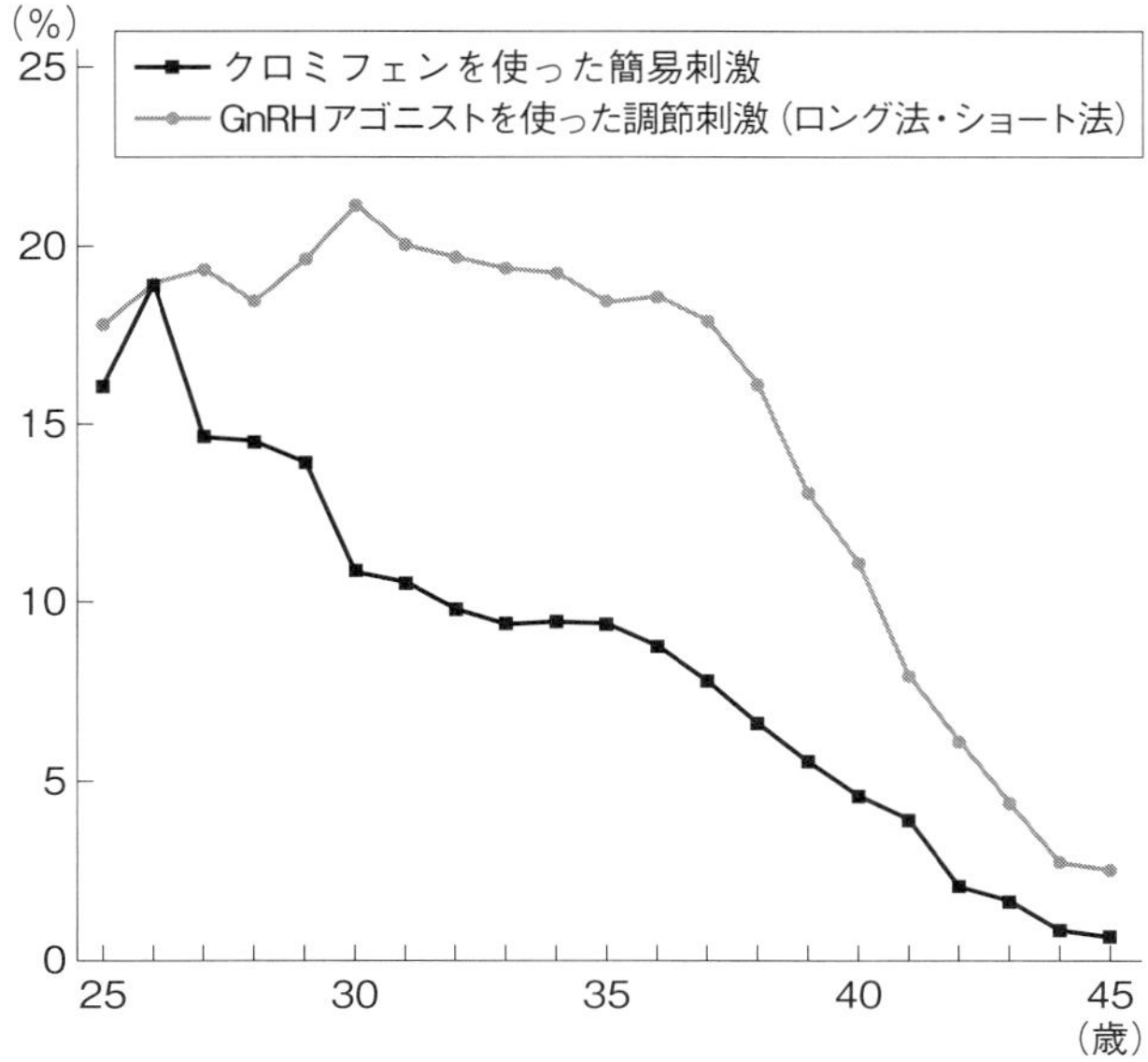

顕微授精における年齢・卵巣刺激法別の妊娠率。刺激法の違いによる妊娠率の差は20代、40代では小さく、30代で顕著に現れる。

日本産科婦人科学会「ARTデータブック2009年」のデータをもとに作成

れました。

また簡易刺激については、キャンセル（子宮に戻せる胚ができないので胚移植が行われないこと）の率が高いことなどが議論されたと書かれています。

刺激法別に見た妊娠率は、卵子の減少が進んでいく最中の30代でとくに差が開きます。よい卵子とすぐ巡り合える若い女性は何をしても妊娠しやすく、よい卵子がほとんどなくなった人は何をしても妊娠しにくいのですが、その中間にいる30代の人たちがもっとも卵巣刺激法の違いに影響を受けます。前ページの図5－3を見ると、このことがよくわかります。

日本生殖補助医療標準化機関（ＪＩＳＡＲＴ）も、これについて同様の調査を実施しています。同組織が認定している25施設で行った比

表5-1 年代別　卵巣刺激法による妊娠率

	簡易刺激		調節卵巣刺激	
	35歳未満	35〜39歳未満	35歳未満	35〜39歳未満
新鮮胚移植	22.7%	10.3%	34.9%	34.2%
凍結胚移植	55.8%	20.4%	53.2%	42.7%

年代や刺激法の違いによらず、凍結胚移植のほうが妊娠率は高い。また、35〜39歳では簡易刺激より調節卵巣刺激のほうが明らかに妊娠率が高くなっている。

日本生殖補助医療標準化機関（JISART）の認定25施設で行った比較調査（2010年）

較調査（２０１０年）によると、凍結胚移植における35～39歳の1周期当たりの妊娠率は、調節卵巣刺激が42・7％あったのに対し、低刺激法（ほぼ簡易刺激に相当）では20・４％と半分に留まりました（表５－１）。採卵した周期で受精卵を子宮に戻す新鮮胚移植では、３倍以上の差となりました。この調査では、どちらの刺激法を使うかは無作為に振り分けられたので、もともとの条件が同じ集団で比較されています。

あえて弱い刺激法を選ぶこともある

ただ、卵子はたくさん採れたほうがよいのですが、もともと卵子が少ない人も晩産化の進んだ今日ではたくさんいます。調節卵巣刺激で強い刺激を行っても、卵子が少ない人の卵巣で卵子を増やすことはできません。

これまでも述べてきたように、薬は、卵巣の卵子の在庫を増やしているのではありません。眠っている卵子をたくさん起こしているわけでもありません。６ヵ月近く育ってきた卵胞たちの中から最後にたったひとつの卵胞が決まり（セレクション）、他はアポトーシスにより死んでしまう場面で、その消えて行く運命の卵子も育ち続けるようにしているだけです。

卵子の在庫が少なければ、起きてきた卵子も、セレクションの時期を迎えた卵子も少なくなります。この場合は、たくさんの卵胞を育てられる強い薬を入れても育てる卵胞がありません。少しの卵胞なら弱い薬で育てられますので、卵子が少ない人は簡易刺激を用いるケースが多いのです。

残っている卵子の数が少ない状況で少しでも妊娠率を上げるためには、また別の工夫が必要になります。それは、おもに受精卵の扱いにかかわることなので、次章で詳しく説明しましょう。

強い刺激は、使うと危険な人もいます。発育中の卵子が多すぎるPCOS（多囊胞性卵巣症候群）の人たちです。この場合は、強い薬を使えば、大変な数の卵胞が育ってしまってOHSS（卵巣過剰刺激症候群）が起きる可能性が高いので強い刺激は禁物です。

卵巣の刺激法にはいろいろなものがありますが、医師は、実際には、その人に合った、もっとも効率よく卵子が採れる刺激法をプランニングし、途中経過も見ながら「その人にいちばん適した作戦」を考えていくことになります。すべての人に適した方法というものはありません。

薬を使う3つの目的

それでは次に、体外受精の卵巣刺激の方法を具体的に紹介していきましょう。

まず、薬によって卵胞を育てます。そして、卵胞が十分な大きさに育ったことが超音波で確認できたら、今度は排卵の引き金になるＬＨ（黄体化ホルモン）の急上昇「ＬＨサージ」の代わりになる薬を使って、卵子に受精に向けた最後の準備を完了させます。

自然妊娠では、ここで卵巣から卵子が飛び出す「排卵」になります。でも、体外受精では医師が卵子を採る「採卵」を行うことになります。

そのため体外受精では、医師が採る前に自然排卵が起きないよう、自分の身体から自然に分泌されるＬＨ（黄体化ホルモン）は、抑えておく必要があります。ＬＨは排卵を起こす作用があるので、採卵日の前に排卵してしまっては卵子を採れなくなるからです。そこで、自然排卵を抑えるための薬も必要になります。

これら３つの目的「卵胞を育てる」「卵子を排卵の態勢に入らせる」「自前のホルモンを抑える」でいろいろな薬を使う方法を総称して、「卵巣刺激法」などと呼ぶことは前章で述べました。

卵巣刺激法は、「調節卵巣刺激」と呼ばれている標準の刺激法の仲間として、ロング法、ショート法、アンタゴニスト法があり、弱い刺激の方法としては簡易刺激などがあります（１３４ページ表４－１参照）。

ただ、ロング法という方法は、薬の使用量が多くてＯＨＳＳ（卵巣過剰刺激症候群）のリスクが心配です。また、後述するアンタゴニストの登場によってメリットがなくなったため、行う施設は減っています。

	特徴
	卵胞の発育に必要な FSH（卵胞刺激ホルモン）と LH（黄体化ホルモン）の両方が入っている排卵誘発剤で、体外受精で多数の卵胞を育てる注射の代表。 内服薬が効かない人には、一般不妊治療で少量使用することもある。 FSH、LH を大量に含む閉経期の女性の尿を高度に精製した生物由来製剤。
	体外受精で多数の卵胞を育てる。 上記の hMG と同じ生物由来製剤だが LH（黄体化ホルモン）は大部分が取り除かれ、ほとんど FSH（卵胞刺激ホルモン）だけになっている。しかし卵胞の成長には LH も必要なので、それは自分のホルモンだけで足りる若い人向き。
	体外受精で多数の卵胞を育てる遺伝工学の技術で作られた純粋な FSH（卵胞刺激ホルモン）。LH（黄体化ホルモン）は自分のホルモンだけで足りる若い人向き。 自己注射しやすいペン型の注射器が用意されており、高価な薬剤。 精子の形成を目的に男性が使用することもある。
	タイミング法、人工授精、卵胞が少ない人が簡易刺激で体外受精を行うときの第一選択薬。 脳の視床下部の受容体に作用し、FSH（卵胞刺激ホルモン）とLH（黄体化ホルモン）を多く分泌させ、卵胞を育てて排卵に導く。卵胞を育てる力は強いが、LHサージ（137ページ参照）が起きにくい、子宮内膜ができにくい、頸管粘液が減少するといった副作用がある。
	簡易刺激に使う。 脳の視床下部に作用し、FSH（卵胞刺激ホルモン）を分泌させることで卵胞を発育させる。子宮内膜が薄くなる副作用が少ない。
	簡易刺激法に使う。 エストラジオールを作る酵素を阻害し、エストラジオールの産生を抑えることで脳の視床下部にFSH（卵胞刺激ホルモン）の分泌を促し、卵胞を発育させる。子宮内膜や頸管粘液への影響は少ない。
	一般不妊治療、体外受精でLH(黄体化ホルモン)の代わりになり、排卵に向けての引き金を引く。 副作用として卵巣過剰刺激症候群（OHSS）が起きやすい薬なので、卵胞が少なく、OHSS のリスクが低い人向き。卵胞の多い多嚢胞性卵巣症候群（PCOS）の人は、下記の GnRH アゴニストを選択すべき。
	アナログ薬（168ページ参照）で新しい薬。体外受精のアンタゴニスト法（171ページ）で短期間使用し、フレア・アップ（169ページ）を利用して排卵の引き金を引く。 点鼻薬と注射の２通りで販売されている。卵巣過剰刺激症候群の発生はほとんどないため、卵胞の数が多い人、多嚢胞性卵巣症候群の人も安全に採卵へ導く。
	上記と同じ薬だが、長期間使用するとダウン・レギュレーション（171ページ参照）を起こして LH(黄体化ホルモン) の産生を減らすため、採卵前の排卵抑制にも使われている。 子宮内膜症などの治療で長期に使用した場合は、エストロゲンの欠乏から、ほてりや肩こり、頭痛などの副作用がある。
	アナログ薬で新しい薬。 体外受精のアンタゴニスト法で卵胞が育ってきたら使用し、自前の LH（黄体化ホルモン）をコントロールして採卵前の排卵を抑制する。 薬の使用期間が短く、使用量も少ない点がメリット。
	一般的に非ステロイド系の鎮痛消炎剤として用いられている。 体外受精で卵胞の破裂しやすさにかかわるプロスタグランディンというホルモンの産生を抑えて、採卵前に排卵してしまう確率を下げる。

表5-2 卵巣刺激法に使われるおもな薬

使用目的	投与方法	おもな商品名	一般名	薬効分類名
卵胞を育てる	注射	HMG注テイゾー、 フェリング、 HMG F	注射用ヒト 下垂体性性腺 刺激ホルモン剤	ヒト閉経期尿性 ゴナドトロピン (hMG)製剤
	注射	ゴナピュール注用、 フォリルモンP注	精製下垂体性 性腺刺激ホルモン	卵胞成熟 ホルモン(FSH) 製剤
	注射	フォリスチム、 ゴナールエフ	ホリトロピンアルファ (遺伝子組換え) ＊一般的にリコンビナントFSHと呼ばれている。	遺伝子組換え ヒト卵胞刺激 ホルモン(FSH) 製剤
	飲み薬	クロミッド	クロミフェン クエン酸塩 (クロミフェン)	排卵誘発剤※
	飲み薬	セキソビット	シクロ フェニル	
	飲み薬	フェマーラ、 アリミデックス	レトロゾール	アロマターゼ 阻害剤
排卵を起こす	注射	HCGモチダ筋注用、 ゴナトロピン注用、 注射用HCG F	注射用ヒト絨毛性 性腺刺激 ホルモン	ヒト絨毛性 ゴナドトロピン (hCG)
	点鼻薬	スプレキュア、 ブセレキュア	ブレセリン 酢酸塩	GnRH誘導体製剤 ＊一般的にGnRHアゴニスト(アゴニスト)と呼ばれている。
	注射	リュークリン(輸入)	リュープロレリン酢酸塩	
採卵前に排卵してしまうのを防ぐ	点鼻薬	スプレキュア、 ブセレキュア	ブレセリン 酢酸塩	GnRH誘導体製剤 ＊一般的にGnRHアゴニスト (アゴニスト)と呼ばれている。
	注射	セトロタイド、 ガニレスト	セトロレリクス 酢酸塩 ガニレリクス 酢酸塩	GnRHアンタゴニスト製剤 (アンタゴニスト)
	飲み薬	ジクロフェナク Na徐放カプセル、 ボルタレン	ジクロ フェナク ナトリウム (NSAIDs)	徐放性鎮痛・ 抗炎症剤

※「排卵誘発剤」は一般的には卵巣刺激法に使われる薬全体を指すが、日本標準商品分類が定める薬効分類名としても使われている。

刺激法は同じ名称でも薬の選択や使用期間、タイミングが方法によって異なりますし、施設によっても違いがあることは頭の片隅に置いておいてください。

よく使用される薬には、前ページの表5－2のようなものがあります。

これらのうちのいくつかを組み合わせて投与プランを立て、診察で経過をみながら薬の種類や量、採卵のタイミングの調整をしていきます。

自己注射の方法

卵胞を育てる薬には、飲み薬と注射があります。作用の弱い薬は飲み薬、強い薬は注射となっていることが多いと思っておいてください。ただしGnRHアゴニスト（168ページ〈新しい「アナログ薬」の仕組み〉参照）には点鼻薬、注射の2種類があります。

注射は、日数にして10〜13日間くらい、毎日打つ時期もあります。その間、毎日クリニックに行くのでは患者さんが大変ですし、クリニックも大混雑となってしまいます。それらを避けるため、専門クリニックでは「基本的に自己注射」とするところが増えています。

初めて注射を持ち帰るときは、事前に、きちんと打てるように看護師が指導します。

注射を打つ場所はお腹です。最初に注射器に薬を入れてセットしておき、注射を打つところを消毒したら、片手でその部分の皮膚をつまんで、もう一方の手で注射します。注射針を刺すので痛みはありますが、通常、医療施設で使っている針よりはずっと細い針なので、その分は痛みが小さくなります。

浅田は、注射器に薬を詰める作業が不安な人には、クリニックであらかじめ詰めた注射器を渡しています。患者さんは、注射器を注射回数と同じ本数持ち帰ることになります。薬の種類によっては、「ペン型」と呼ばれる、注射器らしくない形態の容器にあらかじめ薬が入っている製品もあります。

ヒト閉経期尿性ゴナドトロピン（hMG）は卵胞を育てるために使われる注射薬の代表的なもので、閉経期の女性の尿から作られている生物由来製品です。卵子の反応が下がる時期はFSH（卵胞刺激ホルモン）とLH（黄体化ホルモン）が大量に分泌されるので、これを抽出精製する工程を繰り返し、感染症の心配なく使える薬品にしてあります。

卵胞を育てるのはおもにFSH（卵胞刺激ホルモン）の働きですが、排卵時に急上昇するLH（黄体化ホルモン）も適量が必要で、多くの卵胞を育てるためにはFSHとLHがバランスよく作用することが必要です。製薬会社各社は、そのバランスが微妙に違う製品を出しています。

近年は、遺伝子組み換え技術の発達から、生物由来原料を使わないFSH（卵胞刺激ホルモン）だけのリコンビナントFSH（rFSH）も登場し、高価ですが自己注射が打ちやすいペン型注射も出ています。ただ、卵胞の発育にはＬＨ（黄体化ホルモン）も必要なので、自前のＬＨが十分ある人だけに向いています。

ｈＣＧとｈＭＧの注射薬には、ＯＨＳＳ（卵巣過剰刺激症候群）の恐れがあるので、安全な使用を心がける必要があります（１４０ページ～参照）。

自分のホルモンによる排卵を抑えるＧｎＲＨアンタゴニストの注射もあります。この注射の開始日については、「刺激法を開始して何日目」とあらかじめ決めるやり方と、卵胞の大きさに応じて決める「フレキシブル法」の2種類があります。フレキシブル法には、薬の使用量を必要最低限に抑えられるメリットがあります。

新しい「アナログ薬」の仕組み

超音波検査で卵胞が育ってきたことが確認されたら、ＬＨ（黄体化ホルモン）の代わりになる「ヒト絨毛性ゴナドトロピン（ｈＣＧ）」を打つと、その約36時間後に排卵が起きます。しかし、ＰＣＯＳ（多嚢胞性卵巣症候群）の傾向がある人には、ＯＨＳＳ（卵巣過剰刺激症候群）予防のために「ＧｎＲＨアゴニスト（アゴニスト）」を使って安全な体外受精を心がけるのが、今日の不妊治療の重要なポイントです。

ＧｎＲＨアンタゴニストとＧｎＲＨアゴニストは「アナログ薬」と呼ばれる比較的新しい考え方の薬です。

アナログ薬とは、言ってみればホルモンとよく似た「そっくりさん」で、似せたホルモンの受容体を持った細胞の働きを強めたり、弱めたりする作用があります。不妊治療で使われるアナログ薬は、脳の視床下部が分泌するＧｎＲＨ（ゴナドトロピン放出ホルモン）のそっくりさんで、ＦＳＨやＬＨを分泌する下垂体の受容体に働きかけるＧｎＲＨアンタゴニストとＧｎＲＨアゴニストの２つです。

アナログ薬には、受容体を持った細胞の働きを高める「作動薬」と、低下させる「拮抗薬」の２種類があります。

「作動薬」であるＧｎＲＨアゴニストは、１６４〜１６５ページの表５-２で「排卵を起こす」「採卵前に排卵してしまうのを防ぐ」の両方の使用目的で名前が挙がっていますが、それは、この薬が使用期間によって真逆の効果を生むからです。

ＧｎＲＨアゴニストは、使い始めた時点では下垂体がだまされて大量のＧｎＲＨがやってきたと思います。そして、大量のＦＳＨ（卵胞刺激ホルモン）やＬＨを分泌する「フレア・アップ(flare up)」と呼ばれる現象を起こします（次ページ図５-４）。

ホルモンそのものを精製して作り外から入れているｈＣＧ製剤と違って、アナログ薬は患者さ

図5-4 アゴニストとアンタゴニストの作用機序

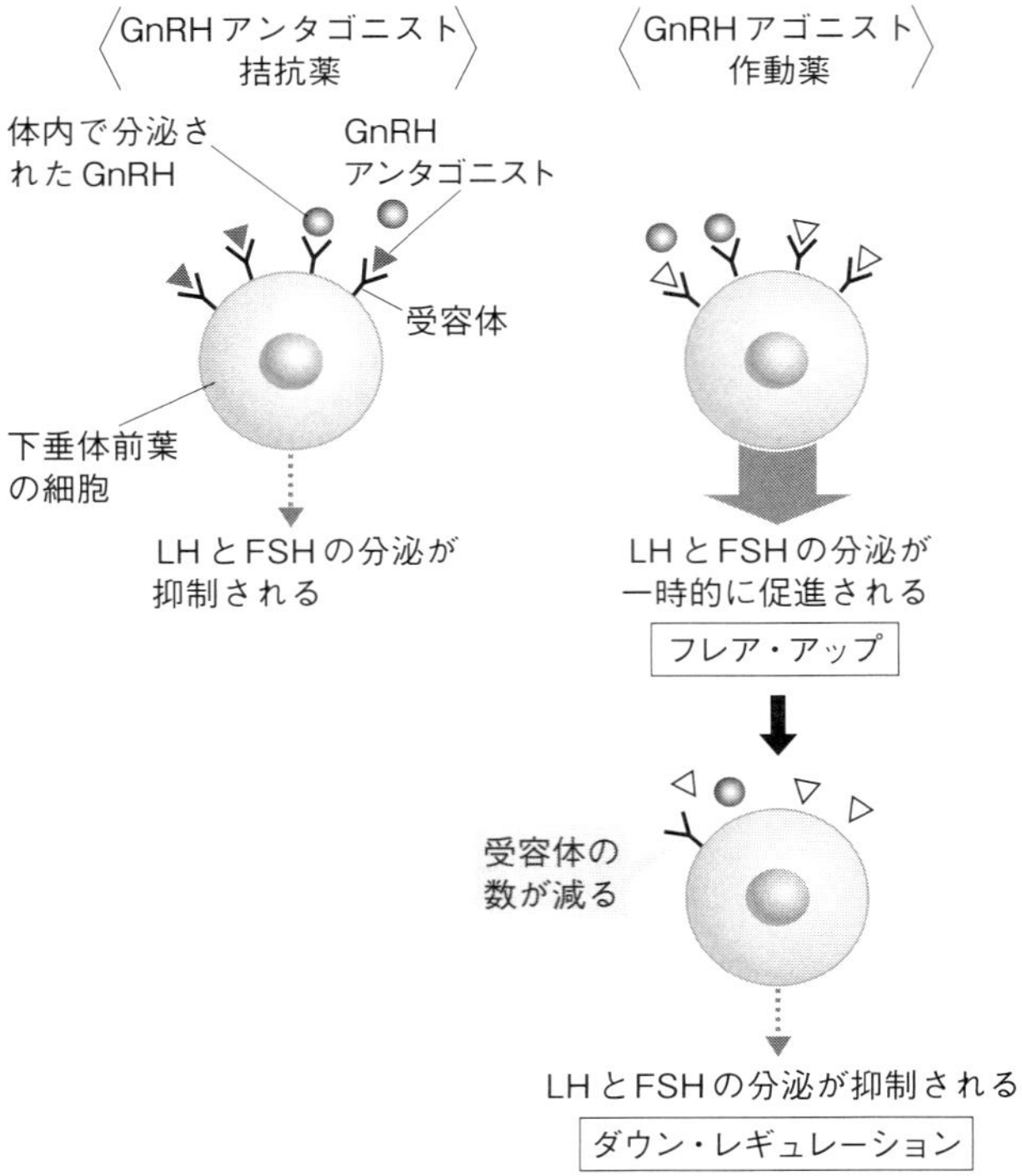

GnRHアゴニストは一時的にLHとFSHの分泌を促進したあと、しばらくすると分泌を抑制する方向に作用する。

ん本人の自前のホルモン（内因性ホルモン）を増やせるわけです。内因性のLHを使うのでhCGより半減期が短く、これが、GnRHアゴニストがOHSSを起こさない理由です。しかし、この状態は長く持続しません。その後は下垂体が受容体を減らしてしまい、FSHやLHを放出しなくなる「ダウン・レギュレーション」と呼ばれる現象が起きます。

ですからGnRHアゴニストは、短期間使えばFSHやLHを増やす薬となり、長期間使えばこれらを止めてしまう薬となります。

一方、受容体が患者さんの自前のホルモンと結びつかないようにする「拮抗薬」であるGnRHアンタゴニストは、常にFSHやLHを減らしますので、すぐに自前のホルモンを抑えます。GnRHアゴニストとGnRHアンタゴニストは下垂体のホルモン分泌を止める薬という点では同じですが、アンタゴニストのほうが即効性があり、使用期間が短くてすむので、結果として薬の量も少なくなります。

「アンタゴニスト法」の治療スケジュール

調節卵巣刺激の一種である「アンタゴニスト法」の一例を紹介しましょう。昔よく行われていたロング法より薬の使用量がやや少なく、それでいて採れる卵子が多くてもOHSS（卵巣過剰刺激症候群）にもならないのがこの方法の良いところです。卵子にある程度の余裕がある方は、これを第一選択のコースとするのが世界の流れと言えます。

アンタゴニスト法を行うことになったら、採卵を実施する周期の前の周期（前周期）の5日目（月経開始から5日目）くらいから投薬が始まります。前周期から薬を飲む意味はいくつかありますが、ひとことで言うと、お料理の下ごしらえのようなものです。採卵する周期に成長する卵胞たちは、このときすでに大きさに差がつき始める時期にさしかかっており、普通にホルモンを浴びると大きさにばらつきが出て、採卵のタイミングを測るのが難しくなります。そこで、薬でホルモンを抑えるのです。

薬はエストラジオール（商品名はジュリナなど）、黄体ホルモン（商品名はノアルテン）等を使いますが、施設によってはピルを使うこともあります。これらの薬をやめると3～4日後に子宮内膜が剝がれ、「消退出血」と呼ばれる月経と同じメカニズムによる出血の期間があります。前周期の通院回数は2回くらいです。

消退出血の1日目は月経周期の1日目と考えられ、ここが採卵周期の起点となります。以降、診察で経過をチェックしながら微調整はしていきますが、基本的には図5－5のように薬を投与していきます。

採卵周期初回の診察は、月経周期3日目くらいとしています。厳密にこの日でなければならないということはありません。月経は朝に始まることもあれば、夜中の日付が変わる頃に来ることもあるでしょうから「大体３日目」と思っていてください。

　このあたりは自然妊娠でもＦＳＨ（卵胞刺激ホルモン）が高くなってくるころで、生殖医療では、この日の値を「ＦＳＨの基礎値」と考えています。

　その診察で卵巣にある卵胞の大きさや数を

図5-5　アンタゴニスト法の治療スケジュール例

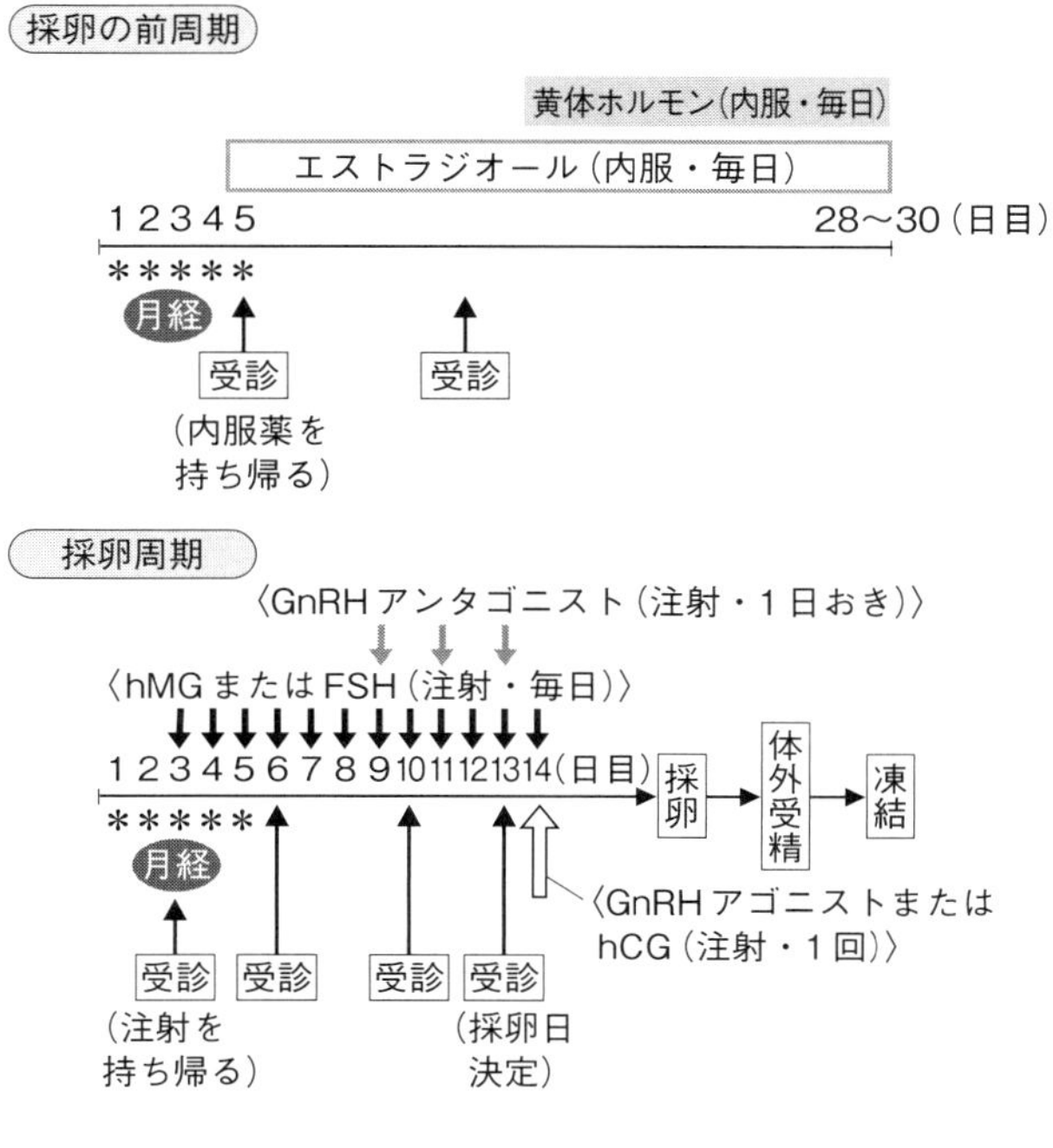

超音波検査で見て、ＦＳＨ（卵胞刺激ホルモン）、ＬＨ（黄体化ホルモン）、エストラジオール（Ｅ２）といった主要なホルモンの状態を血液検査で調べて、その人に合った薬の量、種類や投与方法を決めます。

投与スケジュールの詳細は、高い妊娠率を目指すならば、オーダーメイドにならざるをえません。同じような条件の人が同じように薬を使っても、実際に起きる身体の反応はさまざまです。卵胞を育てる薬の注射は、採卵周期初回の診察で持ち帰ってもらって、毎日、自己注射を自宅で続けてもらいます。そして、卵胞が15～16㎜くらいまで育ってきたらＧｎＲＨアンタゴニストを打ちはじめ、ホルモン値や予想採卵数などを総合的に判断し、成熟卵が多く採れそうな日に採卵日を決定します。

そして、採卵までに卵子が飛び出してしまってそれまでの注射の努力が水泡に帰さないように、ＧｎＲＨアンタゴニストの注射で自分のＬＨ分泌を抑えます。ＧｎＲＨアンタゴニストの注射は１日おきに打ちます。回数は３回くらいのケースが多いですが、それより多くなることもあります。

いつ精子と出会ってもよい、卵巣を旅立つ準備がすっかり整った成熟した卵胞の大きさは、約20㎜くらいです。ただ、これも年齢、残っている卵子の数、ホルモン値などで変わります。

卵胞の本当の成熟度は、大きさだけではわかりません。エストラジオールの値、前回の診察の記録、また、医師が観察から受ける全体的な「印象」も診断の大切な要素です。

最後は、hCGもしくはGnRHアゴニストを1本打てば、それが採卵の引き金を引くLHサージの代わりとなり、これで採卵への準備は完了です。患者さんはこれ以降、採卵まで、気が抜けるくらい何もすることがありません。卵子はこの間に、発育段階の最後の仕上げ作業を行うと考えられています。

そこで医師は、成熟の過程が完了したと考えられ、しかし卵子はまだ卵巣から飛び出してはいない、そのタイミングを見きわめて採卵を行います。採卵は、タイミングが早すぎれば卵子が未熟であり、遅すぎれば卵子が排卵して卵巣からいなくなってしまいます。

引き金になる注射を打ってから36時間というのは、大体それくらいということです。次の第6章でお話ししますが、年齢が高い人の卵子は採卵が遅いほうがよいという傾向があります。いちおう36時間くらいが目安になると覚えてください。

注射を始めてから採卵までの日数は、薬に対する反応の早さで個人差がありますが、平均的には14～15日です。この間の通院回数は、3～4回というところです。

卵子がまだたくさんある人には、このアンタゴニスト法で積極的に多数の卵胞を育てることをおすすめしています。そして卵胞がありすぎる場合はGnRHアゴニストで安全に排卵できる状態へ導き、逆に卵胞が少なめの方にはショート法、さらに余裕のない人には簡易刺激を選んでいます。卵巣刺激法のメニューは施設によって違いがありますが、世界の潮流としては大体このような方向に向かっています。

卵巣刺激法の選び方

どの卵巣刺激法を用いるかの判断基準ですが、年齢とＡＭＨ検査の値がもっとも確実に卵子の余裕を表しています。

しかし、その判断に統一基準があるわけではないので、浅田はクリニックの臨床データから図５－６のような基準を作り、目安としています。

図 5-6 卵巣刺激法を選ぶ際の目安

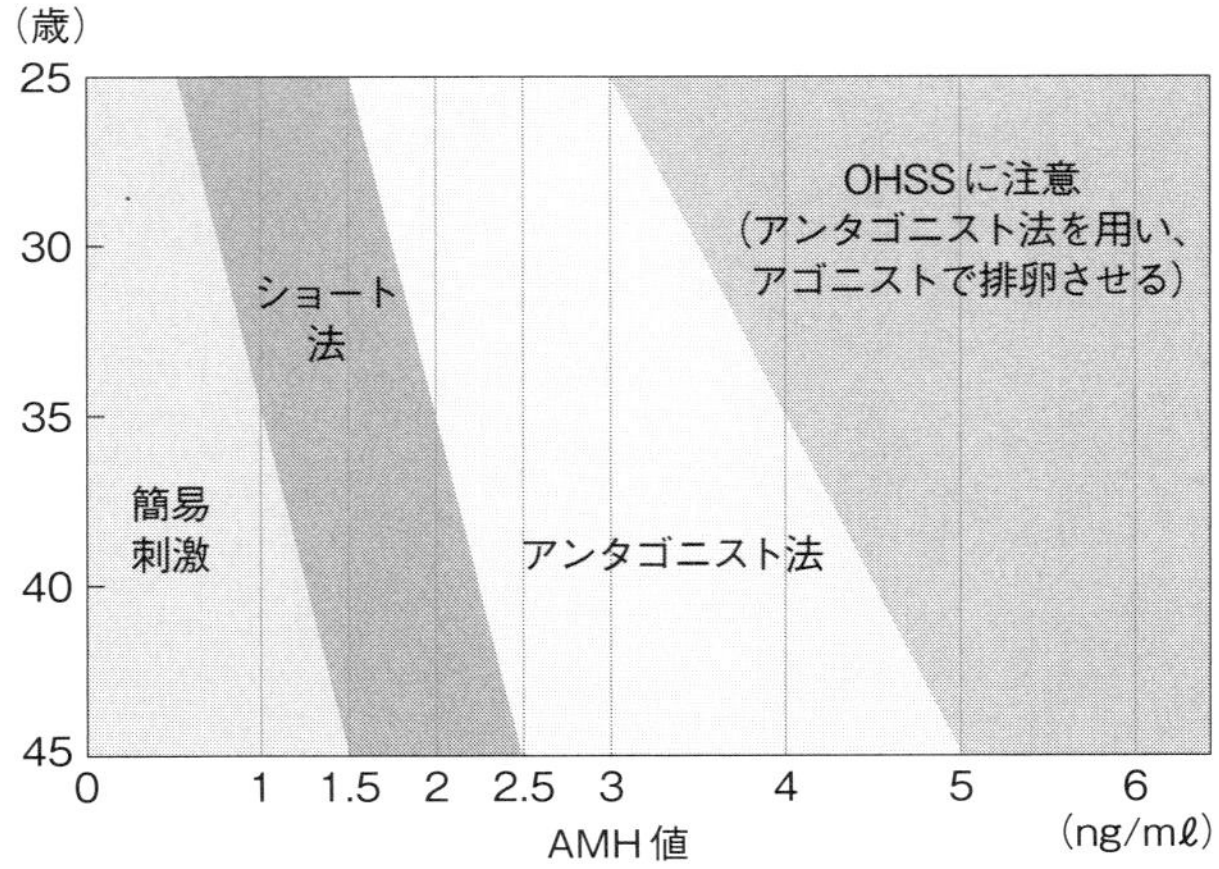

年齢とAMHの検査値を用いて、浅田が臨床データより作成した基準。施設により、卵巣刺激法の選択基準は異なる。

以前は、FSH（卵胞刺激ホルモン）の値、胞状卵胞の数、過去の治療歴、年齢を基準として刺激法を選ぶ方法が長く用いられてきましたが、現在ではAMH検査を重視しないわけにはいきません。ですから、年齢が高くてもAMHの値が高い人には、採卵数を増やすためにアンタゴニスト法をすすめています。

しかし全体的には、受診年齢の上昇に従って、アンタゴニスト法で多数の卵胞の成長を期待できる人は年々減っているのが現状です。かわりに増えているのは、ショート法と簡易刺激といった卵胞が少ない人に向いた刺激法の仲間です。

ショート法は、採卵の前周期の投薬はアンタゴニスト法と同じですが、採卵周期の月経の始まりに合わせてhMGの注射とGnRHアゴニストの点鼻薬を始める方法です。OHSS（卵巣過剰刺激症候群）にはならない卵胞の少ない人なので、強めの刺激を行います。結果的に5〜6個以上の卵子が採れることを目指す、他の2つの方法の中間的な存在として実施しています。

簡易刺激は、卵子の数がさらに少なくなっている女性に向いた方法です。薬は卵胞は増やせず、できることは、セレクション（育ってきた複数の卵胞から排卵する卵子が決定）のときに残る卵胞が1個だけにならないように、他の卵胞も消えないようにするだけです。そこに、大量のホルモンを入れてみても、卵胞が少ないので余ってしまうだけです。

簡易刺激では、目標の採卵数は1〜3個程度です。この個数ではなかなか妊娠できない人も多いのが事実ですが、何周期か繰り返していけば累積の採卵数は増えていくことになり、妊娠に至る人もいます。しかし、妊娠しても年齢が高い人では流産も多く、出産まで至るのはなかなか大変なのが現実です。

２０１４年に浅田がクリニックで実施した３３１２周期の採卵のうち、簡易刺激を実施したものは約３分の２に相当する２０９４例を占めました。体外受精の件数は増えても、効果の高い治療の割合は減っています。

簡易刺激の場合は、採卵の前周期は何もしません。月経周期の３日目に初めて受診し、薬を持ち帰ります。薬はクロミフェンを中心に内服薬のみで毎日飲みます。もしくは隔日でｈＭＧの注射を加えた刺激もあります。そして卵胞が育ってきたらｈＣＧの注射を打って採卵します。卵胞が育つまでの日数は個人差が大きくて、２〜３週間かかる人もいます。

さらに年齢が高くなって卵子が減っていくと、簡易刺激もできない状態となります。この方たちは身体の中のＦＳＨ（卵胞刺激ホルモン）、ＬＨ（黄体化ホルモン）が高くなり、薬を投与しなくても、いつでも注射を打ち続けているような状態になっています。

ですから、エストラジオールを投与して脳の下垂体前葉に卵胞が育ってきたように見せかけるなど、卵巣刺激法以外のさまざまな方法で対応していくことになります。このエストラジオールを使った治療法については、第６章で詳しく解説します。

薬を使わない自然周期は妊娠率が低い

卵巣刺激法には、紹介してきた簡易刺激、調節卵巣刺激のほかに「自然周期」という薬を使わない方法もあり、日本では多く行われています。明確な定義はありませんが、卵子を多数採ろうとはしない方法です。

日本産科婦人科学会が全国の体外受精の成績を公開している「ARTデータブック」によると、日本では、全国で実施された体外受精のうち、自然周期が12・4％を占めて

図 5-7　英国では、国が刺激法の実施について指針を出している

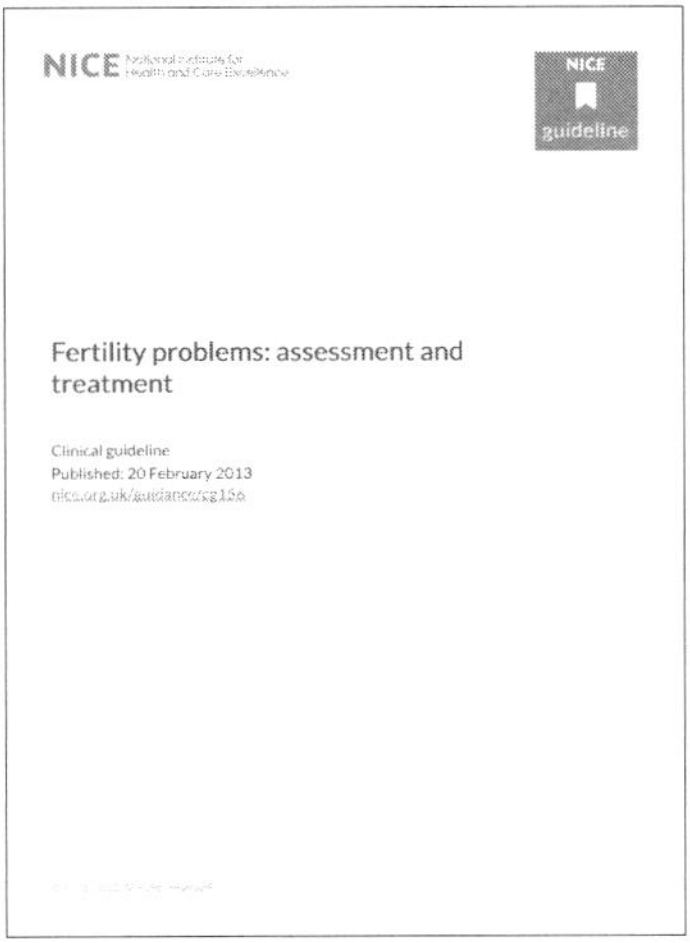
NICE National Institute for Health and Care Excellence

NICE guideline

Fertility problems: assessment and treatment

Clinical guideline
Published: 20 February 2013
nice.org.uk/guidance/cg156

国立医療技術評価機構（NICE）が医学的根拠に基づいて治療の具体的なことをまとめた不妊治療のガイドライン。日本ではこれに該当するものは存在せず、治療方針は施設による違いが大きい。

Fertility problems: assessment and treatment, Clinical guideline（nice.org.uk/guidance/cg156）

います。おそらくこの中には、調節卵巣刺激で排卵誘発剤の副作用がひどく出てしまってつらかった人もいることと思います。

しかし、自然周期は妊娠率が低いので、海外ではほとんどすすめられていません。妊娠率は、調節卵巣刺激、簡易刺激、自然周期の順で低くなります。

英国には、信頼性の高い医学論文を慎重に検討し、国のガイドラインを作成している「国立医療技術評価機構（ＮＩＣＥ：National Institute for Health and Care Excellence）」という組織があります。ここは不妊治療についても診療ガイドラインを作成しており、ここで自然周期についても触れています（図５－７）。インターネットで誰でも見られるようになっているこのガイドによると、２０１３年に出された新版には、「推奨事項」に次のような項目が入りました。

・クロミフェンとゴナドトロピン（筆者注：ｈＭＧ製剤など）による卵巣刺激法を行った体外受精は、自然周期の体外受精よりも妊娠率が高いことを女性たちに知らせること。

・自然周期の体外受精を女性に提案しないこと。

（「不妊の問題　アセスメントと治療　診療ガイドライン」より引用）

日本では希望者が多い方法が、英国では国から「提案しないこと」と言われていることには驚かされます。英国は不妊治療が国費でまかなわれますから、効率のよくない治療法に税金が支払われるのは世論が許さないという事情もあるでしょう。しかし、女性が妊娠率について知識を持つべきであり、専門家は知識を与えるべきだということに関しては、国による違いがあってはおかしいと思います。

もちろん、自然周期の体外受精で妊娠できないというわけではありません。英国でも、ガイドラインはクロミフェンやゴナドトロピンの使用を強制しているわけではなく、医学的な理由がある人、宗教上の理由がある人は相談をしているようです。

ただ、薬を使いたくない特別な事情があるわけではないなら、とくに刺激法によって差が開く30代後半の方は、妊娠率についてよく考えたうえで判断してください。

採卵から検卵まで

採卵は、経腟式の手術です。卵子を採るのは医師の仕事で、腟から経腟式超音波のプローブを使い、穿刺針で刺し、超音波によるモニター画面を見ながら、卵胞をひとつずつ突いては卵胞液ごと卵子を吸引します（図5－8）。

針を腟壁ごしに刺して卵巣に入れ、さらにその中の卵胞へと針を進めることになります。刺す針は、19～20ゲージという、採血のときよりやや太い針になります。

採卵は超音波のモニター画面を見ながら進められます。それを見ていると、いくつも卵胞ができている人は、画面にたくさん見えている丸い黒い玉のようなものが、ひとつずつ吸われてなくなっていくのを見ることができます。

採卵時は麻酔を使え

図 5-8 採卵の方法

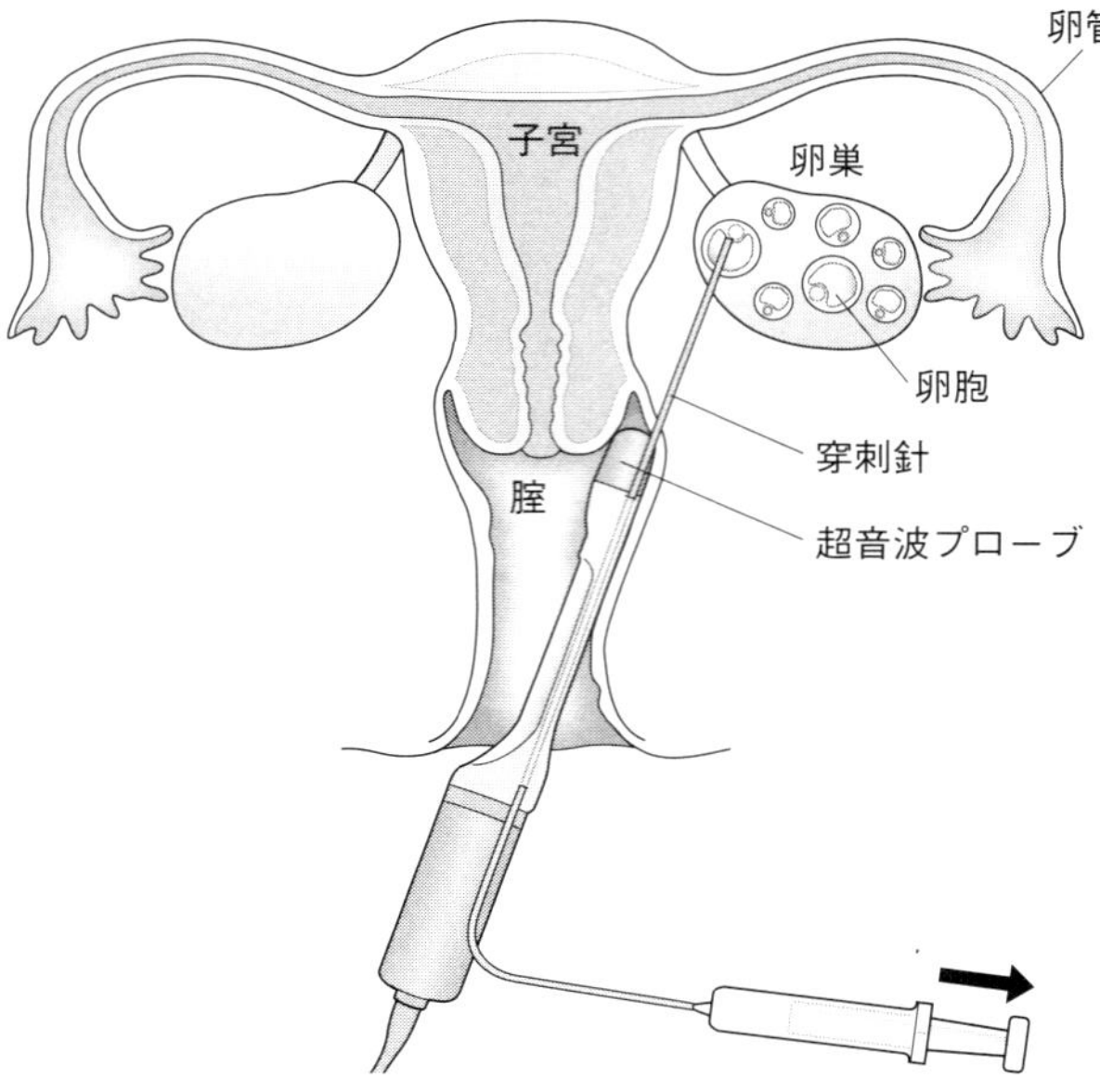

腟から超音波プローブと穿刺針を入れ、モニターを見ながら卵巣内にある卵胞を突き、中にある卵子を卵胞液ごと吸引する。

ば、麻酔をするときの注射以外に痛みはありません。点滴による静脈麻酔が使われます。

所要時間は麻酔をかけるか、卵子が何個採れるかによって大きく変わりますが、麻酔をして20個くらい採るとしても、10～20分程度で終了します。

採卵後は、安静室のベッドに移り、休憩します。新しい麻酔は以前のもののように気持ちが悪くなることもないし、すぐに目覚めます。麻酔が覚めたら、その後1～2時間休んで帰宅します。

採れた卵子は、ひとつずつディッシュ（直径3cmくらいのプラスチックでできた専用の小皿）に受け、取り出されたそばから胚培養士が顕微鏡で確認します。この作業は「検卵」といいます。卵子が体外に出ると、そこからは胚培養士の技術や培養室の設備が妊娠成績を左右します。

卵子を受け取ってから培養までの過程を

図 5-9 培養室の様子

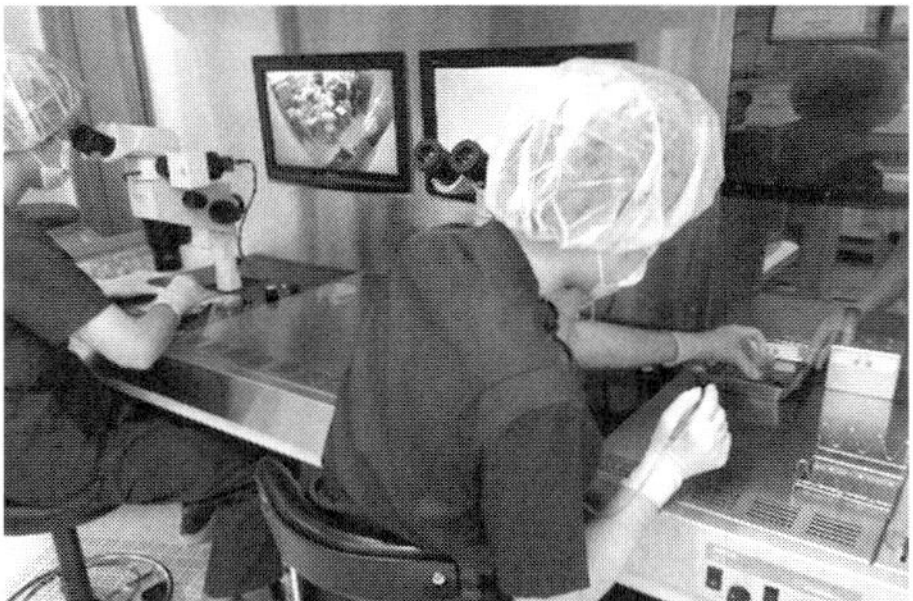

採卵直後の卵子が入ったディッシュを窓（写真右）から受け取り、胚培養士が顕微鏡で卵子の様子を確認する（浅田レディースクリニック培養室）。 撮影／河合蘭

すべて担う培養室は、生殖補助医療の施設にとってまさに心臓部にあたる場所です。

図5-9の写真は浅田のクリニックの培養室ですが、採卵室と培養室は隣接していて、壁には卵子を入れたディッシュを手渡す窓があいています。胚培養士が採卵の様子をモニター画面で見ながら培養室の顕微鏡の前で待っていると、目の前の窓から採卵直後の卵子が最短距離でやってくるという仕組みです。

採れたばかりの卵子は、卵胞の中で卵子に栄養を供給してきた顆粒膜細胞などが周りにたくさんくっついたままでです。ですから、肉眼でもディッシュの中に卵の白身のようなもやもやしたものが認められます（図5-10）。

この中に、0.1㎜ほどの大きさの卵子があるはずで、胚培養士はそれを顕微鏡下で探します。そして、見つけた卵子を顆粒膜細胞がついたまま、培養液を入れた専用のディッシュに移します。そのディッシュを、環境を胎内に極力近づけた培養器に入れます（図5-11）。

採卵では、事前に超音波検査で見えていた卵胞すべてから卵子が採れるとは限りません。

図5-10 採卵直後の卵子

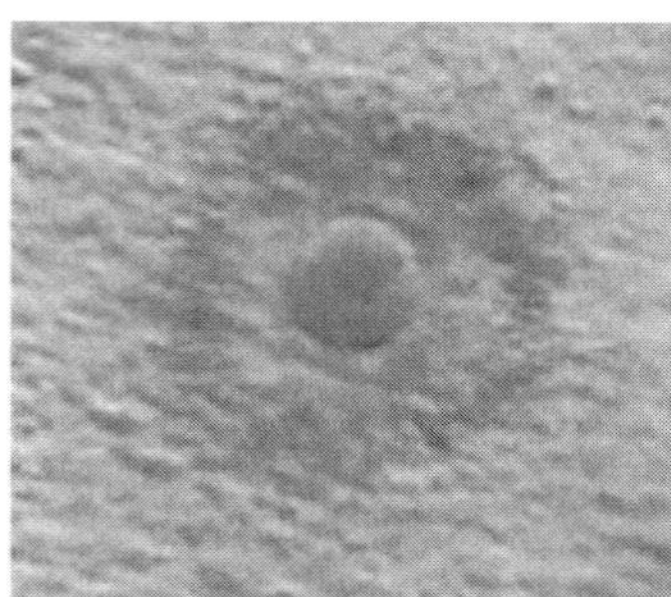

中央にある卵子の周囲に顆粒膜細胞がついており、もやもやして見える。

採れた卵子は顕微鏡で見るといろいろな状態のものがあり、その様子によって名前がつけられています。採ってみたら成熟し切っていない「未熟卵」だということもあります。すでに卵細胞が生きておらず、外側の殻のみの卵子を「変性卵」と呼んでいます。

採れた卵子が変性卵だったと言われたら、患者さんはがっかりするかもしれません。でも、変性卵は若い人にもあり、年齢が高くなると増えるということもありません。こうしたものが混じるのは自然の摂理で、しかたがないことなのです。

未熟卵についていえば、卵子の質が悪いわけではありません。体外受精の技術がまだ至らなくて、早く採卵しすぎてしまっているのです。未熟卵をまったくなくすことはできませんが、医師が採卵のタイミングをよく考えれば、減らすことはできるものです。

図 5-11 採卵した卵子を育てる培養器

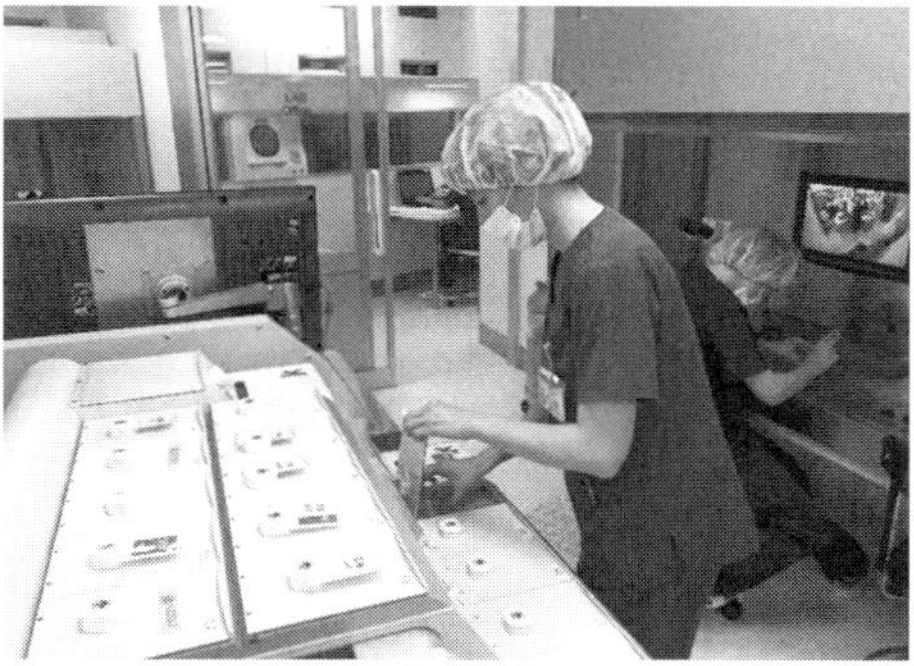

低酸素で子宮内と似た環境にした培養器に、胚培養士が卵子の入ったディッシュを入れる様子。この培養器は患者ごとに分かれた個室になっている（浅田レディースクリニック培養室）。 撮影／河合蘭

卵胞の成熟の度合いは、大きさだけではよくわかりません。年齢や残りの卵子数が関係しています。年齢が高い人の卵胞はゆっくり育つ傾向があるので、若い人と同じように「卵胞の大きさが何㎜になったらｈＣＧ製剤を打つ」などといった一律のやり方では、未熟卵が増える結果となります。

胚の培養は体内と同じ低酸素環境で行う

女性が採卵を行う一方で、男性は体外受精の際に精液を提出します。その精液を人工授精のところで説明したような方法（１２６ページ参照）で、受精しやすい状態に調整するのも胚培養士の仕事です。

調整した精液を、卵子の入っているディッシュにマイクロピペットで入れることを「媒精《ばいせい》」と言います（図5－12）。この作業も胚培養士が行います。媒精が終わったら、培養器のなかで一晩おきます。

ディッシュに入れられた精子は、不思議なことに、目も鼻もないのに卵子のいる方向を認識して、一斉に卵子に向かって泳いで行きます。その仕組みはまだよくわかっていません。そして、やがて卵子を取り囲むと、卵子の外側の壁（透明帯）を突き抜けようと酵素を出しはじめます。

胎内では、一般的に卵子のところまでたどり着ける精子は100個から1000個と言われ、卵管にそれくらいの数の精子があるときに自然受精が起きているようです。しかし、体外での受精には10万個程度の精子を必要とします。媒精では、調整した精液にそれくらいの数の精子が入るように、精液検査のときの要領で、顕微鏡下で見ながら精子数をカウントしています。精子の総和量が少ないときは、媒精の受精率は下がります。その場合は、精子を直接卵子に入れる顕微授精を考えます。

受精の確認は、媒精を行ってから約19時間後に行っています。正常に受精した受精卵は、「前核」という2つの核が見える状態になります。そうなれば、媒精がうまくいったのだとわかります。

前核は、ひとつは卵子のDNAがある「雌性《しせい》前核」、もうひとつは精子のDNAが入っている「雄性《ゆうせい》前核」です。まもなく2つは合体してひとつになり、両親から半分ずつDNAをもらった子どもの核となります。

やがて、この細胞は翌日にはその核をコピーして分身を作った2細胞から4細胞になり、3日目には8細胞と

図5-12 体外受精で行われる「媒精」（イメージ）

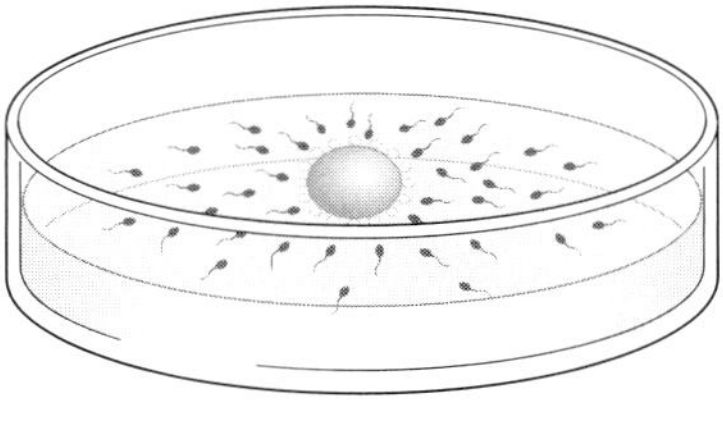

卵子（中央）と培養液が入ったディッシュの中に、調整した精液をそっと入れて受精するのを待つ。

進んできます。4日経つと細胞同士がくっついてくる桑実胚になり、5日目に真ん中に腔が生じる「胚盤胞」となります。自然妊娠では、胚盤胞の段階で受精卵が子宮に到着します（74ページ図2－14参照）。

胚盤胞では、細胞の数は100個前後になっていて、分化も始まっています。身体は成人では約60兆個の細胞でできていますが、ほとんどの細胞は、働く場所に適した特別な細胞となって働いています。それは、分化が起きるからです。

細胞は、最初はどの細胞にもなることができるのですが、やがて、特定の細胞になるために必要な遺伝子だけが発現して、他の遺伝子は発現しなくなり、なるべき細胞になっていきます。

胚盤胞は、もう同じような丸い細胞が集まった塊ではありません。受精卵の外周を取り巻く透明帯の内側に丸く盛り上がって見えるものは、これから胎児になっていこうとしている「内細胞塊」です。内側をぐるりと囲んでいる「栄養膜」は、着床したら胎盤になっていく細胞たちです。

図5-13 ヒトの受精卵も「孵化」していた

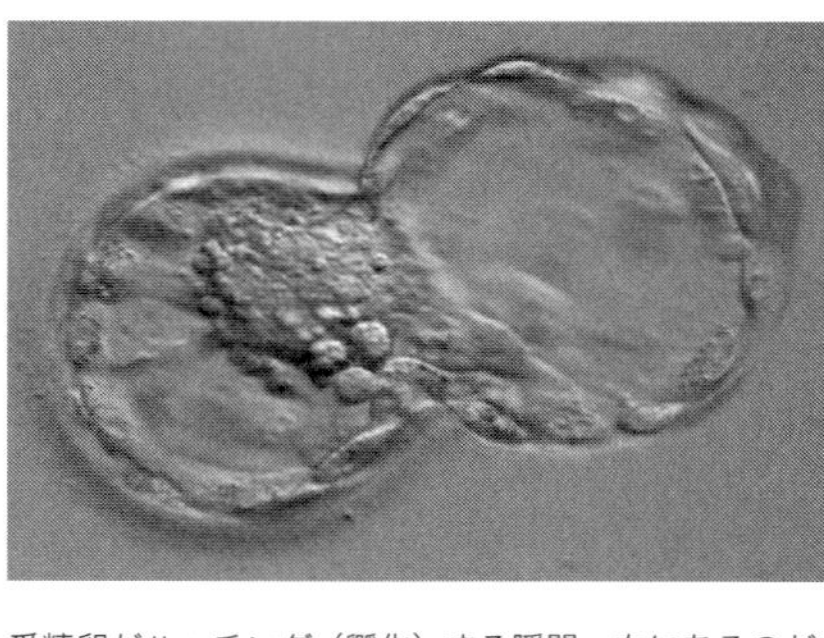

受精卵がハッチング（孵化）する瞬間。右にあるのが、透明帯から脱出しようとしている胚盤胞。透明帯を脱ぎ捨てると、胚は着床に向かう。

それが大きくなって「拡大胚盤胞」となると、殻を脱ぐように受精卵は透明帯を脱ぎ捨てます。これを「ハッチング（孵化）」と言います（図5－13）。

このハッチングを助けるために、レーザーで卵子の透明帯を切る「アシステッド・ハッチング」という技術もあります。

こうした経過を観察するために、最近は、モニター画面でタイムラプス動画（時間を早回しにして見られる動画／図5－14）が見られる培養器が開発されました。培養器にカメラが内蔵されていて、定期的に胚を撮影し続けているのです。受精卵は

図5-14 タイムラプスモニタリングの画像

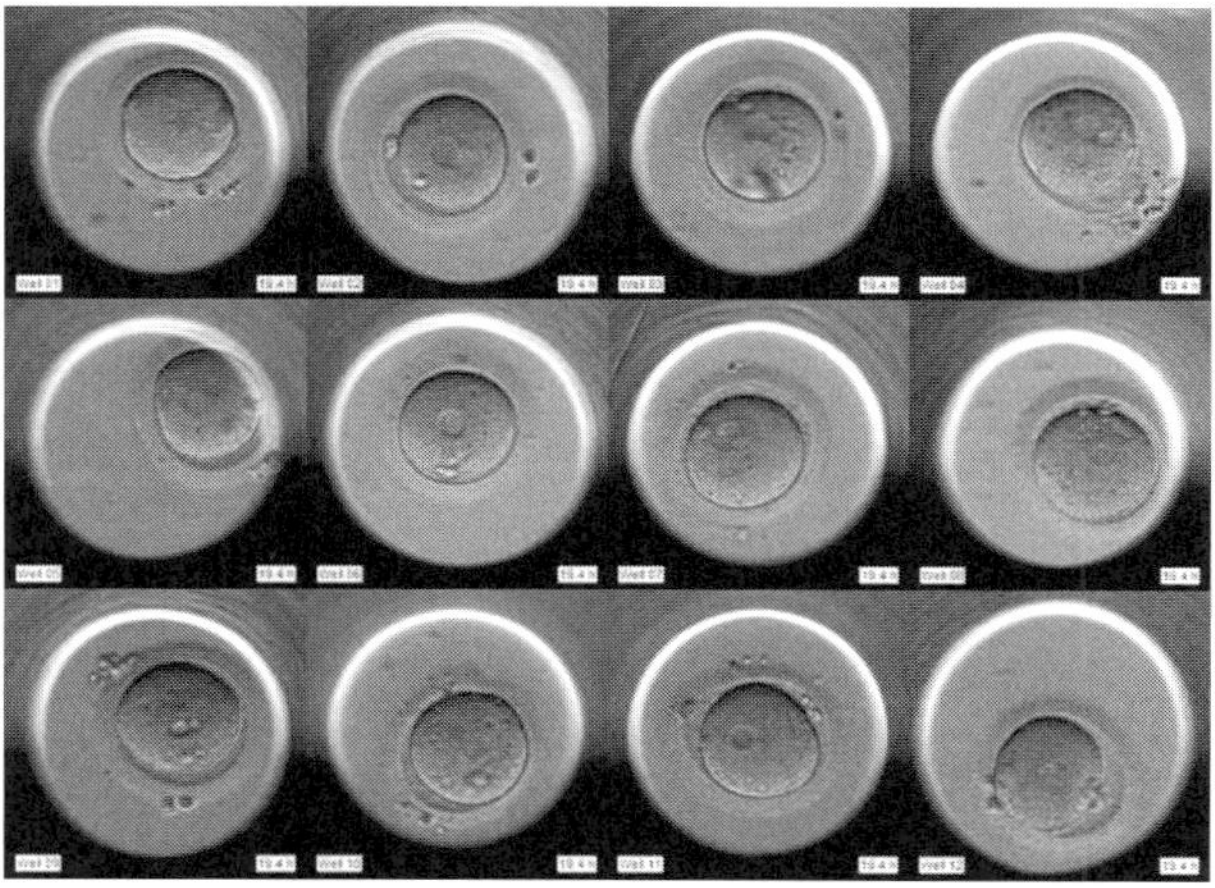

培養器の扉をあけずに中の胚の様子を確認できて、動画で記録できる。パソコン上でチェックでき、画像をクリックすると、12個の胚が成長する動画が見られる。

分裂して細胞が増えてくると「胚」と呼ばれますが、胚培養士は培養器の扉をあけずに、胚の様子を外側から見ることができます。

一般的に普及するのはこれからですが、タイムラプス撮影による観察「タイムラプスモニタリング」ができるようになってから、前核がふたつできたことを確認しやすくなりました。前核は、核膜が消失し、ふたつが融合してひとつになってしまうと、DNAはあまりにも細いので何も見えなくなってしまいます。正常な受精の証が現れている時間は短いのです。ですから、たとえば、胚培養士が見ていない間に終わってしまうと「不受精卵」と判定されるリスクもありました。

これが導入されたメリットは、正常卵の見落としがなくなったことと、培養器内の特殊な環境――低酸素環境がより安定的に保たれるようになったということです。

タイムラプス撮影ができる培養器がないときは、胚の様子を観察するたびに培養器の外に出す必要がありました。ところが、私たちが暮らしているこの環境は、胚が本来いるはずの環境とはまったく違う別世界です。

培養器の中は、受精卵の本来の居場所である卵管や子宮の中に限りなく近い環境が求められます。それは、温度は37℃、酸素濃度はわずか5％、そして二酸化炭素濃度は6％に保たれた低酸素環境です。一般的な空気は、酸素濃度が20％、二酸化炭素濃度は0・1％ですから、大きく違います。胚が育つために必要なこの環境は、私たちの遠い祖先の細胞である真核細胞が生まれた当時の地球環境に似ており、個体発生は進化の過程を繰り返すという言葉を思い出さずにはいられません。

胚の評価方法

胚は、その形態によって評価され、グレードの分類がなされます。この胚の評価方法は、さまざまな基準が作られてきました。体外受精を行っている施設は、できた受精卵の写真を患者さんに見せて詳しい説明を行っているはずです。

次ページの図5－15は、そのもっとも古典的なもののひとつで、浅田の留学先であるジョーンズ・インスティチュートのヴィークが作った分類です。割球の形や大きさが均質で、フラグメント（断片）が少ないものがよいとされます。

胚盤胞の評価で有名なのは、ガードナー分類というものです。初期の胚と、胚盤胞では評価法が異なるのです。ガードナーの分類では、小さな内腔ができたものから大きくなって透明帯を脱ぎ捨てたものまで、胚盤胞を6段階に分けます。そして、胎児になる内細胞塊と胎盤になる栄養外胚葉をＡＢＣの３段階で評価します。たとえば、もりもりとした形のよい内細胞塊、栄養外胚葉をもった胚が透明帯を脱ぎ捨てたら、それは「６ＡＡ」とされます。

評価は目視で行いますので、どの胚培養士も同じ評価ができるようになるには十分な訓練が必要となります。また、評価はあくまでも目安に過ぎません。最近はタイムラプスモニタリングや胚の遺伝学的検査などの新しい技術が進んできて、従来の評価法の不完全さがよくわかってきました。高い評価の胚が出産に至りやすいという傾向はありますが、必ずしも出産に至るとは限らず、低い評価の胚の出産例もそんなに珍しいものではありません。

図5-15 初期胚の評価方法の一例

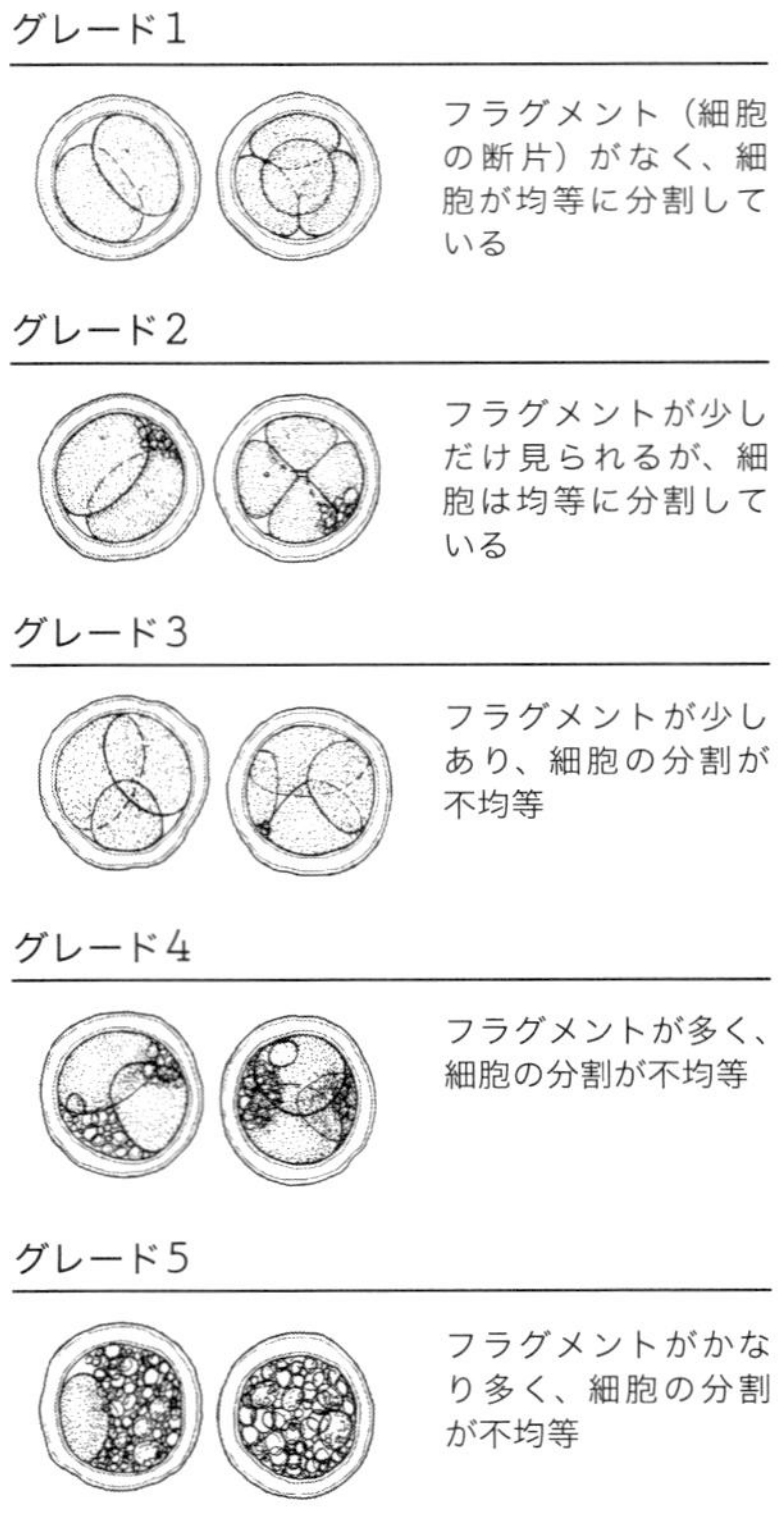
グレード1
フラグメント（細胞の断片）がなく、細胞が均等に分割している
グレード2
フラグメントが少しだけ見られるが、細胞は均等に分割している
グレード3
フラグメントが少しあり、細胞の分割が不均等
グレード4
フラグメントが多く、細胞の分割が不均等
グレード5
フラグメントがかなり多く、細胞の分割が不均等

ジョーンズ・インスティチュートのヴィークが作った胚の評価方法。割球の形や大きさ、フラグメント（断片／細かい粒のように見える部分）の多さでもっとも良いグレード1から5まで分類される。

Veeck, L. L., *Atlas of the Human Oocyte and Early Conceptus Vol.2*より

また、この胚の評価が、生まれてきた子どもの健康状態や学業成績などとまったく関係がないことは言うまでもありません。最高ランクとされた胚が、成長して凶悪犯になることもあるでしょうし、「まず妊娠しないでしょう」と言われた胚が偉大な天才に育つこともあるでしょう。人間の価値は、このような初期発生の細胞の形を見ても何ひとつわかるわけはありません。

精子は首を押さえると動かなくなる

媒精ではなく、顕微鏡下で胚培養士が卵子の殻を破り、精子を中に注入するのが顕微授精（ICSI）です。顕微授精は、1992年、イタリア人で、当時ベルギーで研究をしていたジャン・ピエロ・パレルモ博士が世界で最初に報告しました。

しかし、その前段階として、卵子の中までは精子を入れず、透明帯だけを破るPZD（Partial Zona Dissection：透明帯部分切除法）や透明帯と細胞質の間「囲卵腔《いらんくう》」に精子を注入するSUZI（Subzonal Insemination：透明帯下精子注入法、囲卵腔内精子注入法、スージーと呼ばれる）などの技術は、世界的に研究が始まっていました。当時、卵子の中に精子を入れるのは危険すぎると思われていました。細胞膜を破ったら、卵子は死んでしまうと皆思っていたのです。

じつはパレルモ博士のラボでは、このSUZIを行おうとしたところ、胚培養士が誤って細胞質の中まで精子を入れてしまったのだそうです。翌日、それが前核を形成しているので、精子を細胞質まで入れてしまってもよいということが偶然にわかりました。

浅田の師であるランツェンドルフ博士も、ジョーンズ・インスティチュートでパレルモ博士の顕微授精成功に先行して、顕微授精によるヒトの受精卵を作ることに成功していましたが、なかなか妊娠例が出なかったので1988年にこの研究を断念しています。浅田も、もともと顕微鏡下の受精技術に興味があったので、ランツェンドルフ博士が使わなくなった設備や薬剤を引き継いで、1993年にハムスターの卵子で顕微授精の実験を始めました。

1988年までのジョーンズ・インスティチュートでは、精子をいったんマイナス20℃に凍結し、動けなくなる反応「不動化」を起こした精子を卵子に入れていたので、実験は難航していました。

そこに、「ベルギーでは、泳いでいる(生きて動いている)精子を入れているらしい」という噂が伝わってきたのです。それで浅田は、試しに泳いでいるヒトの精子をハムスターの卵子に入れてみたのですが、案の定、精子はいつまでも卵子の中を泳ぎまくって卵子を壊してしまいました。

その後、今度はベルギーでは精子をディッシュの底に細いピペットで押さえつけて動きを止めているらしいという情報が入り、それを試したらうまくいきました。前述のジョーンズ博士夫妻もベルギーに飛んでいろいろな情報を得てきたので、ジョーンズ・インスティチュートがあるノーフォークの地でも顕微授精ができるようになりました。

ですから、事実上、パレルモ博士の大発見は何であったかと言えば、それは、精子は首のあたりを押さえつけられると動かなくなってしまうという驚くべき性質に気づき、それを顕微授精に使ったということです（図5－16）。精子は、動けなくなっても、そのことが受精現象に支障をきたすことはありません。

顕微授精は今も、元気に泳いでいて、押さえやすい所にいる精子を選び、ピペットの先でディッシュの底にスッと押さえることから始まります。

そして、ぴたりと動きを止めた精子を尾のほうからピペットに吸い込み、それを卵子の細胞質に注入します。このピペットは、先端が針のようになっているインジェクションピペットというものです。

浅田が米国で顕微授精に出会った頃、最初にやったのは卵子にスッと入ってくれる切れのよいインジェクションピペットを作ることで、これには半年間かかりました。今のように既製品のピペットが売ら

図 5-16 精子をピペットで押さえている様子

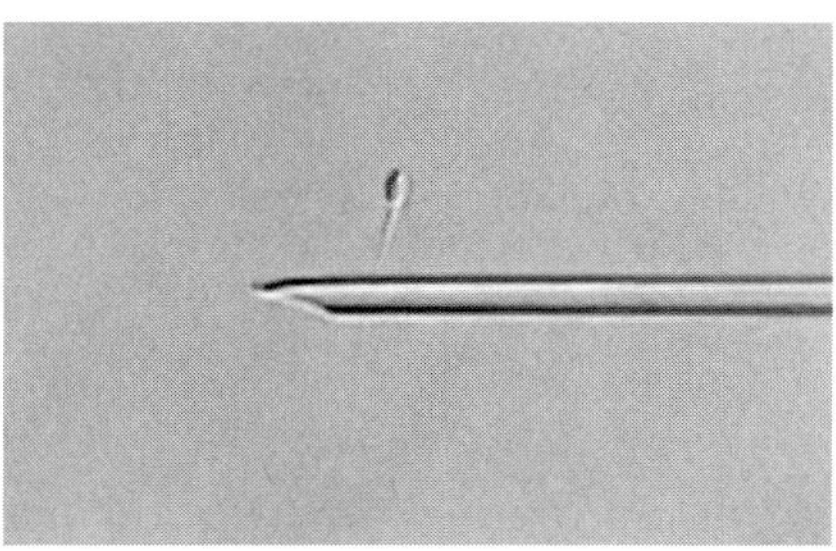

精子の首の少し下の部分を細いピペットで押さえると、動かなくなる「不動化」が起こる。

れていたわけではないので、毎日、ピペット作りをしていました。

そして次に取り組んだのは、安全に顕微授精を行うために卵子の中にある「紡錘体《ぼうすいたい》」の位置を調べることでした。

顕微授精が始まった当初、研究者たちはじつにいろいろな心配をしました。当然、卵子の構造体を壊す心配はありました。中でも、細胞分裂のときに染色体を分配する役を担っている紡錘体は、これを刺してしまえば卵子は細胞分裂ができなくなります。

蛍光顕微鏡、共焦点レーザー顕微鏡でたくさんの卵子を調べたところ、紡錘体は、第1減数分裂でできる「極体（第1極体）」のそばにあることが多く、離れている場合でも90度以内にあることがわかりました（図5-17）。ですか

図5-17 卵子の中にある紡錘体と極体の位置

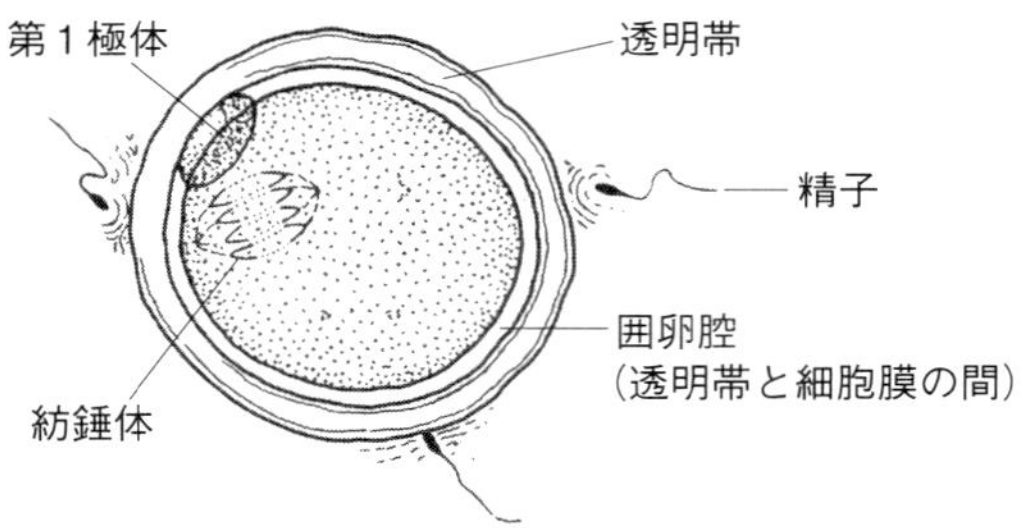

第1減数分裂でできた第1極体は卵細胞から吐き出されているので見える。紡錘体は細胞内にあるので見えないが、第1極体のそばにあり、これを損傷すると卵子は生きていけない。

Veeck, L. L., *Atlas of the Human Oocyte and Early Conceptus Vol.2*より改変

ら普通の顕微鏡でも見られる極体を、時計の文字盤で言えば12時もしくは6時の位置に固定して、3時か9時の方向から刺せば、紡錘体を突いてしまう心配はない、ということがわかりました（図5-18）。

実際の顕微授精では、卵子をくっつけておけるホールディングピペットという器具を使うので、卵子は正しい角度で固定されます。

顕微授精の増加

顕微授精は、無精子症を抱えるカップルにとって大変うれしい技術となったわけですが、最近は、そのような問題のない場合も顕微授精を実施するケースが増えています。

その背景には、顕微授精の技術が向上してきたことと、卵子がなかなか採れない人の増加があります。

図5-18　卵子に精子を入れる様子

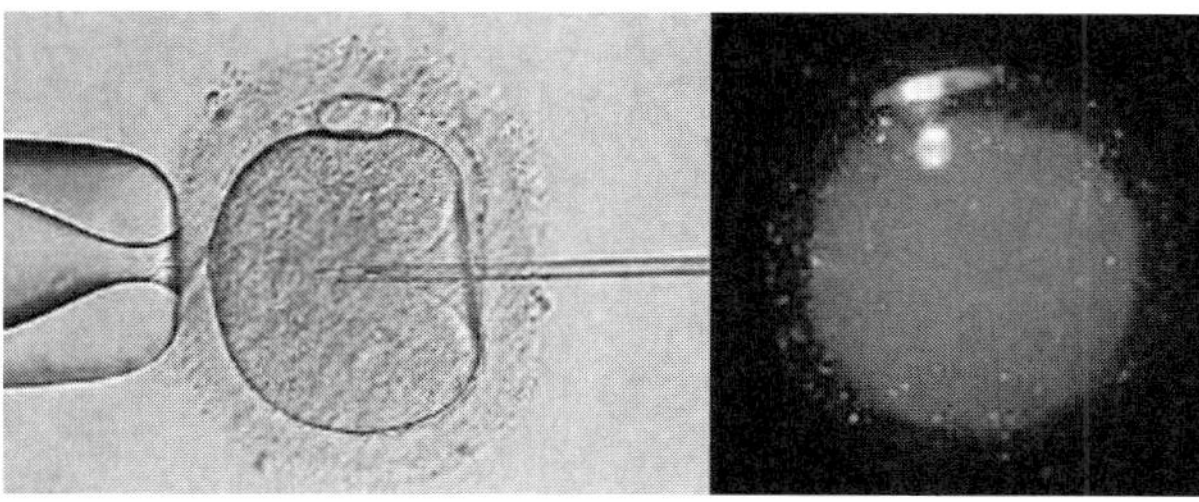

右の図の上で光っている部分が、特殊な顕微鏡で見た卵子の中にある紡錘体。左は通常の顕微鏡で映した様子。卵子の上部にある極体を12時の位置に固定し、3時の方向から針を刺して精子を入れると紡錘体を壊すことなく受精できる。

せっかく採れた卵子も、すべて受精卵になるわけではないことはこれまで述べたとおりです。そして、卵子が使えなくなってしまうときは、受精のところでつまずくケースが意外と多いのです。困ったことに、これは実際に媒精してみなければ判明しません。1回目は問題なく受精したカップルでも、2回目をやってみると受精しなかったというケースは珍しくないのです。

こうした状況から、専門施設では、複数の卵子が得られたら通常の媒精と顕微授精の2通りで受精させる「スプリット」と呼ばれる方法がとられるようになっています。

2009年、浅田のクリニックのラボで年間1500個（1人当たりの平均）の顕微授精をこなしているベテラン胚培養士6名のデータを検討したところ、彼らの顕微授精で正常に受精が起きた割合は80・7%でした。これに対し、同時期に媒精で受精させたものの正常受精率は68・3%に留まりました。

顕微授精は習得に歳月のかかる職人技なので、施設差があります。ですから、胚培養士の技術によっては、顕微授精と媒精で受精が変わらないこともありますし、むしろ媒精のほうが高い率で受精しているところもあります。

でも技術力のある施設では、とくに「これが、この女性にとって最後の卵子かもしれない」と思われるような卵子を受精させる場合は、少しでも可能性の高い方法を選びたいものです。そして今は、そういうケースが珍しくはないのです。

以前は「ワン・デイ・オールド・イクシー」「レスキュー・イクシー」と言って、媒精の数時間後あるいは翌日に受精の反応がなかった受精卵に対して、顕微授精を行うことがありました。しかし卵子は、採卵から時間が経っていないほうが元気です。そこで今は、採卵できた卵子の半数を媒精で、半数を顕微授精で受精させるスプリットが広がりつつあるのです。

顕微授精は、このように対象が拡大しつつあります。

生まれてきた子どもに、何か特有なことがあるのではないかという不安を持つ方は少なくないのですが、現在のところ、顕微授精が理由と考えられる問題が起きているという報告はありません。ただし、このような新しい技術には、長期にわたる継続的な追跡調査が必要です。

不妊治療Q&A

Q 生まれた子どもの追跡調査は行われていますか？

日本では、厚生労働省の研究班が「生殖補助医療により生まれた児の長期予後の検証と生殖補助医療技術の標準化に関する研究」を行いました。また、海外では、日本以上にさまざまな報告が行われています。

今のところ、顕微授精や受精卵の凍結で子どもの異常が増えるという報告はほとんどありません。

ささやかながら、浅田のクリニックでも妊娠して不妊治療を卒業していく患者さんにお願いし、インターネットによるフォローアップ調査を行っています。先天性疾患の有無や子どもの成長などについて質問に答えてもらっているのですが、とくに変わったことはみられません。目下のところ、2008～2013年に胚移植をした方のうち76％にあたる5929名から回答が得られていますが、今後も継続の予定です。ただ、さまざまな調査を見ると、通常の体外受精も、顕微授精も、それによって生まれた子どもの人数が増えるほど、子ども全体の平均像に近づいています。

Q　不妊治療にはどれくらいの費用がかかりますか？

保険適用ではない治療については施設によって違いがありますが、だいたいの目安として、浅田のクリニックの場合は次の通りです。
・最初の基本的な検査……血液検査、超音波検査、卵管造影検査の合計で4万～6万円くらいです。
・タイミング法……1周期あたり1万～2万円。
・人工授精……1周期あたり2万～3万円。
・体外受精……20万円台前半～80万円（受精卵の凍結も含む）。採れる卵子の数によって大きな差が出ます。これとは別に、卵巣刺激に使う薬代が2万～30万円かかります。
・胚移植……1周期あたり12万～16万円（薬代も含む）。

Q 体外受精を試してみたいのですが、経済的に難しい状況です。治療費の助成制度について教えてください。

不妊症は一部をのぞくと保険が適用されないため、国は「不妊に悩む方への特定治療支援事業」を設けています。「特定治療支援事業指定医療機関」と指定された施設での体外受精及び顕微授精のみが、助成の対象となります。

対象は、体外受精、顕微授精以外の方法では妊娠が見込めない、もしくは可能性が極めて少ないと医師に診断された人で、法的な婚姻をしている夫婦です。また、所得制限があり、夫婦合算の所得額（年間）が730万円未満となっています。詳しいことは事業の実施主体である自治体が定めているので、各自治体のホームページを確認してください。

助成される回数と妻の年齢は、初めて助成を受ける方の場合、次のようになります。

・40歳未満……通算6回まで
・40歳以上43歳未満……通算3回まで
・43歳以上は対象外となります。

受けられる助成金の金額は治療1回につき7万5000〜15万円で、初回のみ上限が30万円となります。

自治体によっては、これ以上の助成を独自に行っているところもあります。最近、無精子症の男性の精巣から精子を回収する手術「精巣内精子回収法(TESE)」などに対する助成金を出す自治体が増えています。

Q 体外受精を受ける施設は、どのようなポイントに気をつけて選べばよいのでしょうか?

体外受精は産婦人科ならどこでも行っているわけではなく、専門のクリニックか専門外来を受診するのが基本です。専門施設の中でも治療に対する考え方が違うため、事前にウェブサイトを見たり、説明会に行ったりすることをおすすめします。

妊娠率も施設によって開きがあるので知りたいところですが、妊娠率は分母と分子の取り方で大きく変わってくる点に注意しましょう。

体外受精は、治療を開始した人すべてが受精卵を子宮に戻せるわけではありません。採卵時に、卵子が1つも採れないこともあり得ます。さらに、卵子が採れても受精卵にならなかったり、培養中に死んでしまったりすることもいくらでもあります。ですから、分母を「治療を始めた人」にすれば妊娠率は低く見えますし、「胚移植をした人」にすればぐっと高く見えます。

たとえば日本産科婦人科学会「ARTデータブック　2013年」によると、一般的な卵巣刺激法であるアンタゴニスト法による妊娠率の平均は、移植1回あたりで見ると、30代前半で28・8%、30代後半で22・6%、40代で11・2%でした。しかし、これを治療開始あたりの妊娠率で見ると、それぞれ21・8%、15・1%、6・8%に下がります。

さらに分子のほうも、妊娠検査薬が反応した時点で妊娠とするか、それとも、超音波検査で胎嚢が認められたことを示す「臨床妊娠」を妊娠とするかで数字は変わってきます。これが出産に至った率を求める「出産率」となれば、さらに分子は小さくなります。

データを公開している多くの施設は、高い妊娠率を誇るためにデータを公開しているので、胚移植の数を分母にしたものが多いようです。でも、きちんとしたデータを見せようという姿勢のあるところは、何が分母であり、何が分子であるかを明記した上で数字を示していると思いますので、気をつけて見てみてください。

患者さんが知りたいのは「自分がそこで胚移植をしたら何％の確率で出産できるか」ではなく、「自分が、そこで治療を始めたらどれくらいの率で出産できるのだろう」ということですから、欲しいものは開始した治療すべての件数を分母にしたデータでしょう。それを患者さんが医師に質問していくことも、透明性のある医療を作っていくために大切なことかもしれません。

米国には、生殖補助医療を実施している施設の治療成績を施設ごとにインターネット上で公開する仕組みがあり、治療レベルを全国的に高めるために役立っています。

図5-19 米国では、不妊治療は施設ごとの妊娠成績が公開されている

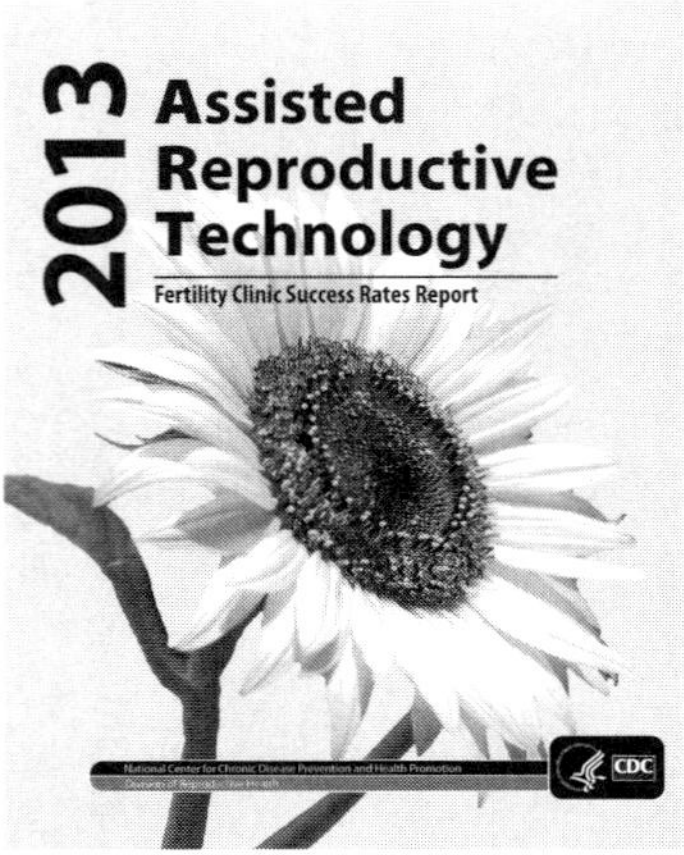
2013
Assisted
Reproductive
Technology
Fertility Clinic Success Rates Report
CDC

米国では、国の組織が治療施設から治療件数、出産率などの報告を受け、誰でも見られるようにインターネット上で公開しているため、患者は施設を選びやすい。

ftp://ftp.cdc.gov/pub/Publications/art/ART-2013-Clinic-Report-Full.pdf

図5－19は、その一例です。米国で国がまとめて公開しているこのデータ集を見れば、その施設で何人が治療を始めて何人が出産に至ったかという、患者さんがいちばん知りたいデータが詳細にわかります。ここでは分母、分子に何をとるかはすべて決められており、施設が好きなように決めることはできません。

日本では、日本産科婦人科学会が全国のＡＲＴ（体外受精、顕微授精などの生殖補助医療）実施施設に治療成績を報告させ、全体の結果を学会のウェブサイトで公開しています。しかし、施設ごとのデータは一切公開していません。ですから患者さんは、かかりたい施設の治療成績がわからないか、もしくは妊娠率が高く見えるようなデータの選び方をした成績しかわからない状態になっています。

日本は、患者さんが全国どこの施設にかかっても治療の質が保証されるようにするためのシステム作りが遅れています。その中で、「日本生殖補助医療標準化機関（ＪＩＳＡＲＴ）」は、施設の設備や運営については審査を行っており、品質マネジメントの認定「ＩＳＯ９００１」をクリアすることをすすめていて、日本で唯一のＡＲＴ施設の質の向上を目指した組織です。ただ、ここも治療成績などについては認定基準を設けていません。

第6章

胚の移植と凍結

胚の凍結技術の進歩によって、これまでは難しかった方法で妊娠率を上げることが可能になってきました。受精卵はどこまで培養すべきか、どのタイミングで移植するのが良いのか。最新の見解を紹介します。

採卵した周期は妊娠率が低い

この章では、体外受精の後半にあたる、胚を体内に戻すまでの過程を詳しく見ていきたいと思います。

先ほども書いたように、受精卵は、成長を始めて細胞が増えてくると「胚《はい》」と呼ばれるようになります。胚は、妊娠すると「胎芽《たいが》」と呼ばれる時期を経て、やがて胎児となります。

体外受精は簡単に「培養室で受精卵を作って子宮に戻す」と説明されることが多いのですが、最近は、子宮に戻すまでに胚を凍結したり、子宮内膜を薬で整えたりするといったいくつものプロセスを経るようになりました。そこにも、妊娠率を左右する要素があるとわかってきたからです。

排卵誘発剤を使用した周期は、卵胞を育てるにはよいのですが、よい子宮内膜ができにくいというお話をしましたが、ここで改めて説明しましょう。

卵胞は、育ってくると自らエストロゲンを大量に分泌するようになりますが、このとき、黄体ホルモンも少しずつ出し始めています。黄体ホルモンは、本来は排卵したときから増えていき、子宮内膜を増殖期から分泌期に変化させるのですが、卵巣刺激法でたくさんの卵胞が育ってくると黄体ホルモンの総和量が早くから高くなってしまいます。そうすると、子宮内膜の変化が早くから進んでしまい、胚の発育とタイミングが合わなくなってしまうのです。

体外受精の現場は、長い間この問題に悩んできました。そこで現在では、卵子を採る周期と、子宮内膜を作って胚移植を行う周期は別にするという考え方が浸透してきました。

体外受精では、胚の成育がゆっくりになることもあります。やはり、本来は胎内で発育するものを身体の外に出して育てているのですから、同じペースでは成長しないこともあるのです。

次周期以降の移植を可能にしたのは、胚を凍結する技術の進歩です。胚を安全に凍結しておくことができれば、翌月以降に子宮内膜の状態を整え、準備ＯＫとなったときにそれを融解して子宮に送ることができます。

凍結胚移植は１９９０年頃からやむを得ないケースに対して行われてきましたが、凍結していない胚「新鮮胚」の移植に較べると、ずいぶん妊娠率が低いものでした。技術が未熟だったので、凍結によるダメージが大きかったのです。

しかし、２００６年に「ガラス化法（超急速ガラス化保存法）」（後述）という優れた凍結技術が登場して普及していくと、状況は一変しました。

日本産科婦人科学会のデータ（図６－１）を見ると、凍結胚移植による胚移植当たりの妊娠率は２００３年に新鮮胚移植を上回り、その差はどんどん開きました。現在の妊娠率は、新鮮胚では2割に留まりますが、凍結胚移植では3割台前半を推移しています。

今では、こうして良い受精卵はすべて凍結してしまう「全胚凍結（フリーズ・オール）」の施設が少しずつ増えています。

新鮮胚移植をやめると、採卵周期では子宮内膜への影響を気にせずに薬を使えるようになりました。あとでまた触れますが、移植周期では胚と子宮内膜のマッチングをじっくりと検討することもできるようになって、妊娠率は大きく伸びました。

このように、技術の進歩によって次々にめまぐるしく変化していくのが、生殖補助医療の大きな特徴です。

図 6-1 受精卵は凍結し、翌月以降に子宮へ戻したほうが妊娠しやすい

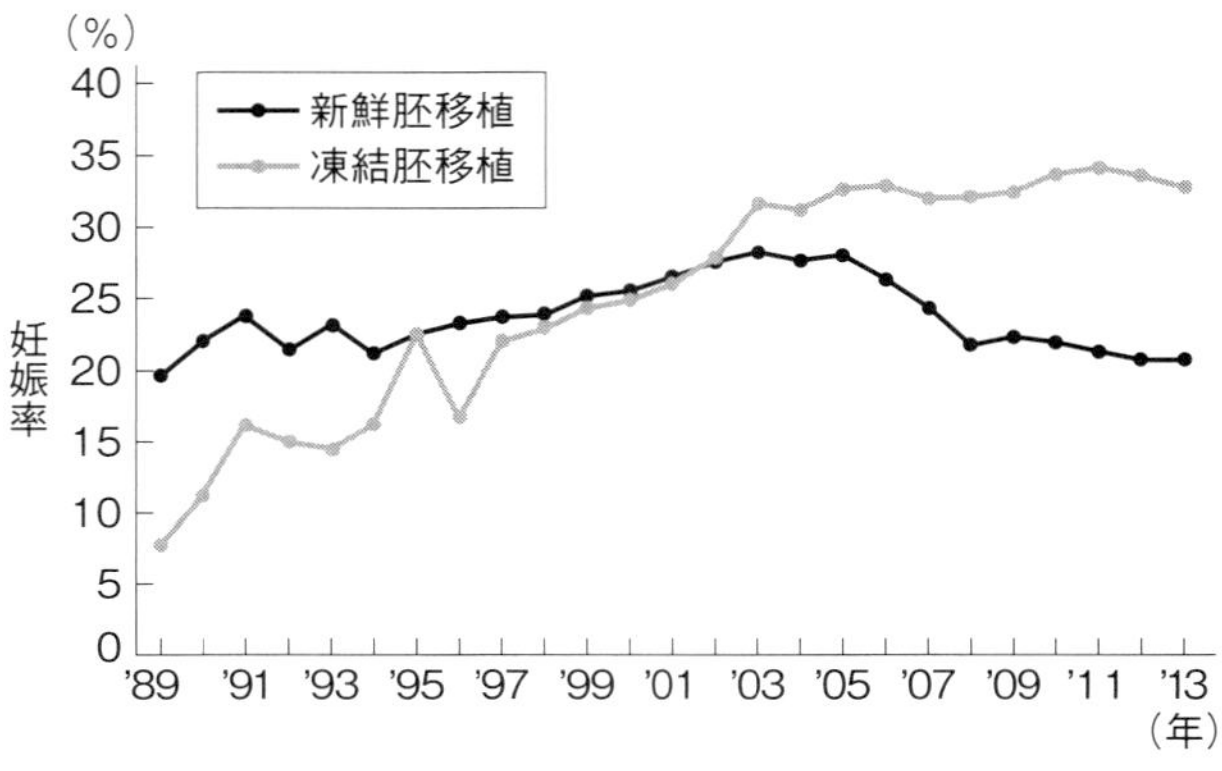

胚移植による妊娠率。2003年に凍結胚移植の妊娠率が新鮮胚移植を上回り、現在では凍結胚移植のほうが新鮮胚移植の1.5倍高い妊娠率になっている。
日本産科婦人科学会2013年発表データをもとに作成

それは、実施施設が新技術を高いレベルで駆使できていることが前提条件となりますが、日本産科婦人科学会のデータを見ると、日本の施設で行われている凍結技術はおしなべて高いようです。

半永久的に胚を凍結保存できる理由

以前は、融解すると5～20個に1個くらいの割合で受精卵が死んでしまいましたが、現在のガラス化法による凍結では胚が死んでしまうことはまれです。

ガラス化法による凍結の手順を、図6－2にまとめました。まず、使われるのは「クライオトップ」と呼ばれる細長い棒状の器具です。この先端は0・8㎜と非常に細い幅のプラスチック板になっていて、ここに、顕微鏡下で液体の凍結保護物質と共に胚を載せていきます。

家庭用の冷凍庫でも「急速凍結」という言葉で冷凍室の性能がアピールされていますが、細胞を凍結するときは、できる限りスピーディーに凍らせることがダメージを最小限にすることにつながります。ましてや生きたまま凍らせたい卵子は、ものたとえや誇張ではなく、本当に〝瞬時〟に凍結させなければなりません。そのためには凍らせたいものの体積が重要で、クライオトップの上でいかに小さな凍結保護物質のドロップ（小滴）を作るかが、胚を凍結のダメージから

図6-2 ガラス化法による胚の凍結

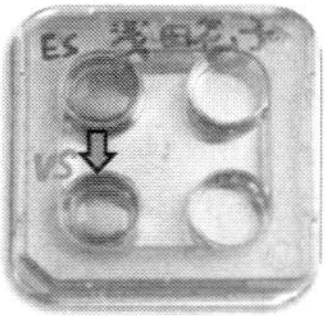

① 容器に入っている凍結保護物質（写真では左上と左下）に胚を一定時間入れて、細胞内の水分を凍結保護物質と入れ替える。

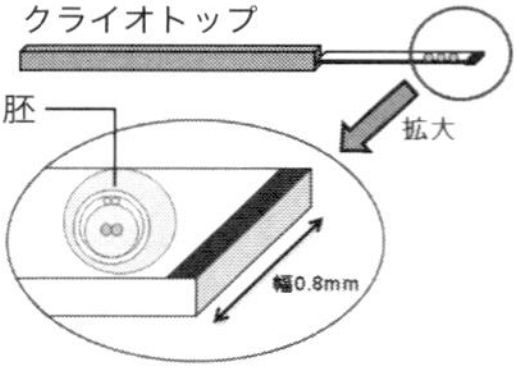

実際の様子

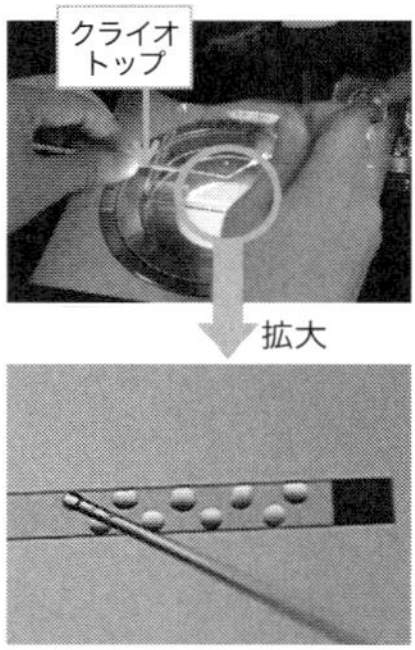

② 凍結用の容器・クライオトップの先端に、凍結保護物質の小さなドロップで覆った胚を載せていく。作業は顕微鏡下で行われる。

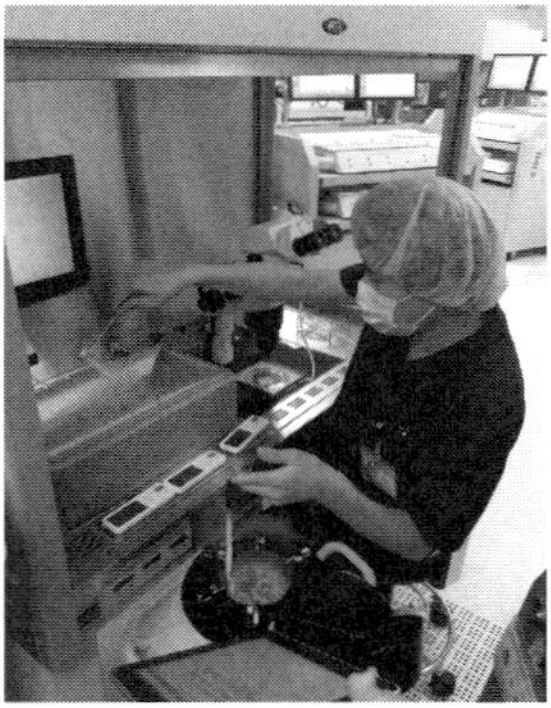

③ クライオトップに載った胚は、マイナス 196℃の液体窒素に漬けて一気に凍結する。写真は、胚培養士がピンセットでクライオトップを持ち、液体窒素に浸したところ。
そしてもう一方の手では、手前の凍結保存タンクから、ケーンを呼ばれるクライオトップを収納する杖状の容器を引き上げている。

④ 凍結した胚を載せたクライオトップは、すみやかにケーンに収めてマイナス196℃の液体窒素に満たされたタンクに入れる。このタンクで保管している限り、胚は半永久的な保存が可能となる。

守るための非常に大切なポイントになります。

日本人は、このような手先の器用さを要求される技術が得意なので、凍結融解胚移植の成績が良いのだと思います。浅田は、国際会議に出かけると、なぜ海外ではまだ新鮮胚移植が多いのだろうとよく感じますが、海外の培養室は、どうやらこういう作業が苦手なのだと思います。

こうして凍結保護物質に守られ、クライオトップに載った胚は、一気にマイナス196℃の液体窒素にドボンと突っ込んで、一瞬のうちに凍結します。

凍結された胚は、「ケーン」と呼ばれる金属の器具にセットして、凍結タンクの中につるします。1本のケーンには10本のクライオトップをセットすることができます。クライオトップには1本ずつバーコードを貼って、取り間違いを防止しています。

生き物やその身体を構成する細胞は、ふつうに凍らせれば死んでしまいますが、それは水分が凍るときにできる氷の結晶「氷晶《ひょうしょう》」が細胞を壊してしまうからです。氷晶は液体の水より体積が増えるので、細胞が割れてしまうのです。水を抜いて、氷晶を作ることなくガラスのような状態で固まる凍結保護物質に置き換えるので、この方法はガラス化（vitrification）と呼ばれています。ガラスは、固体でありながら結晶を作らないため、液体のときも固体のときも体積が変わりません。

胚は60％が水なので、本来は生きたまま凍らせることはできません。ですから、胚の中にある水分を凍結保護物質と置き換えるのです。

それには、胚を凍結保護物質の溶液に浸して、浸透圧を利用します。凍結保護物質の溶液は水より高濃度で浸透圧が大きいので、胚の中の水は溶液中にしみ出していき、胚には溶液が入ってきます。こうして水分を抜いた胚を急冷し、氷晶ができる温度帯を一気に通過させます。温度を下げるために必要な液体窒素の補充さえできれば、胚は、この中で半永久的に保存することができます。

ただ、これは社会にとって「生命とは何か」という概念に混乱が生じることでもあります。そのため日本では、日本産科婦人科学会が『ヒト胚および卵子の凍結保存と移植に関する見解』の中で、「胚の凍結保存期間は、被実施者が夫婦（事実婚も可）として継続している期間であってかつ卵子を採取した女性の生殖年齢を超えないこととする」として凍結胚の使用に規制をかけています。

ですから日本の不妊治療を行う施設では、離婚もしくは夫婦どちらかが死亡した場合はその胚を移植したり、契約を更新して保存し続けたりすることはできないはずです。日本は体外受精についての法的な環境の整備は非常に遅れており、国の定める法律がいまだに存在しないので、学会の見解が事実上それに代わるものとなっています。

融解するときは、37℃の融解液にすばやく入れます。融解液は濃度が違う4段階の液があり、最後は培養液に入れます。こうして、細胞内の凍結保護物質を培養液と入れ替えるわけです。

融解が終わった胚は、胎内と同じ37℃の培養液の中で成長を再開します。無事に融解したかどうかは、胚が発育することで確かめられます。壊れてしまった細胞は、立体感がないので、見ればすぐにわかります。

融解した胚は、子宮内膜の状態が整っていればいつ子宮に戻してもいいのですが、胚盤胞で凍結された場合は、たいてい当日に胚移植となります。胚盤胞になる前の胚は、少し培養してから胚移植をすることもありますが、ケースバイケースです。

独身なら卵子凍結しておくべき？

ガラス化法が開発されて、もうひとつ大きく変わったことは、今まで非常に生存率の悪かった未受精卵子の凍結も実用になったということです。

卵子は、本当に成熟を終えるのは受精のあとで、未受精の状態では受精卵より弱いのです。ですから、従来の方法では安全な凍結が難しかったのですが、ガラス化法の登場で生存率がかなり改善されました。これが、最近メディアで盛んに報道され、結婚が遅くなりそうな女性たちの大きな関心を集めている「未受精卵凍結（卵子凍結）」です。

この技術は、「子作りは先送りしてもいい」という風潮を助長するという懸念もあります。それでも社会の関心は高く、女性向けのメディアでは繰り返し取り上げられています。

卵子の老化が気になっている人の中で目立つのは、結婚して不妊のクリニックに来ている人たちですが、じつはそれは氷山の一角に過ぎず、卵子について不安に思っている人のほとんどは、独身なのだと思います。

２０１５年には千葉県浦安市が、卵子凍結を希望する女性に費用を補助する制度を設けて話題を呼びました。市内に住む20〜34歳の女性が対象で、翌年４人の卵子凍結が実施病院の倫理委員会に承認され、事業が始動しました。

ただ、採卵という処置を必要とし、毎年、高額な保管料を支払い続けるにもかかわらず、実際に、凍結しておいた卵子を使って出産に至った人はきわめて少ないという現実もあります。

なかなか凍結卵子で出産できないおもな理由は、技術的に無理だからではありません。パートナーを見つけるのが難しいのです。

浦安市は、卵子凍結の費用の助成を少子化対策だとしていますが、少子化対策としては、長時間労働の改善や若いカップルへの経済的支援など結婚の促進につながる対策のほうが圧倒的に重要でしょう。

考えてみると、パートナーが見つかった場合も、すぐに凍結卵子を使うかといえばそうでもないと思います。すぐに自然妊娠する可能性もあり、その場合は凍結した卵子は要りません。

凍結卵子を使う場合は顕微授精のみになるので、自然妊娠のほうがはるかに楽です。妊娠しにくければ凍結卵子を使うかもしれませんが、凍結したものの中によい卵子があるかどうかは、やってみなければわかりません。じつは、実際に卵子凍結をした人たちは年齢が高いことが多く、出産を期待できるだけの数の卵子が採れていないことが多いようです。

このように、あまり有効性が高くないこともあって、女性たちも、実施する場合は不安を和らげるための「おまもり」と思っているようです。健康な女性が将来のために卵子を凍結して保存しておくことを、社会的適応の卵子凍結といいますが、この目的の卵子凍結を行っている施設は、全国にそう多くはありません。

一方、これから放射線治療や化学療法に入るがん患者さんが妊孕性《にんようせい》（妊娠できる力）を温存するための卵子凍結は、実施施設が増えています。乳がんの発症年齢が下がって未婚の患者さんが増えていることもあいまって、これは生殖医療専門医の新しい大事な役割となってきました。

日本産科婦人科学会によると、2013年の1年間に全国では未受精卵を使ったART（生殖補助医療）が122件実施され、これによって7人の子どもが生まれています。

未受精卵子の扱いについて、日本産科婦人科学会は前述したように、保存期間を「女性の生殖年齢を超えないものとする」と定めていますので、実施施設はその意を汲んで具体的な年齢限界を設けているはずです。たとえば前述の浦安市の事業では、子宮に戻すのは45歳までとしています。

学会がこうして高齢妊娠の増加を防ごうとするのは、その産科的リスクを考えてのことです。妊娠・出産は、医療のない時代には女性の主要な死亡原因でした。

妊娠することだけを考えれば、たしかに、卵子が若ければ妊娠率は高くなるという事実はあります。

たとえば自分の卵子ではなく、海外のエージェンシーを介して若い人の卵子をもらう「卵子提供」も増加しています。今、不妊治療についてインターネットで調べ物をすれば、ウェブサイトでもツイッターなどのSNSでも、日本では不可能な手段を海外で実行させてくれる生殖サービスの広告がたくさんあることに気づきます。国内にどのような議論や規制があろうとも、お金さえ出せば、海外で自由にさまざまな生殖医療技術を使えるのが今の現実です。

卵子を提供された女性の妊娠率は、見事に、卵子を提供した女性の年齢相当となることが知られており、米国が全米のARTの実績をまとめているデータでも、加齢による出産率の低下は見られません（図6－3）。妊娠することだけを考えれば、閉経後の女性でも、妊娠に必要なホルモンを身体に補充し、若い人の卵子提供を受ければ可能です。

しかし、胚を受けとめる女性の子宮は老化していますし、血管や心肺機能の老化も進んでいますので、出産のリスクは確実に高まります。

河合が以前取材をしたとき、海外で卵子提供を受けて帰国して出産した人たちのほとんどは40代で、中には50代の人もいました。

そうした人たちを多く受け入れていた都心部の病院に聞くと、海外で卵子提供を受けた超高齢出産の人たちの妊娠経過は、胎盤の異常、妊娠高血圧症候群などが驚くほど多く、非常に危険性の高いものでした。母体の命が危なかったケースを経験した医師が、学会などで警鐘を鳴らす場面もありました。

図6-3 卵子提供では、年齢によって出産率は下がらない

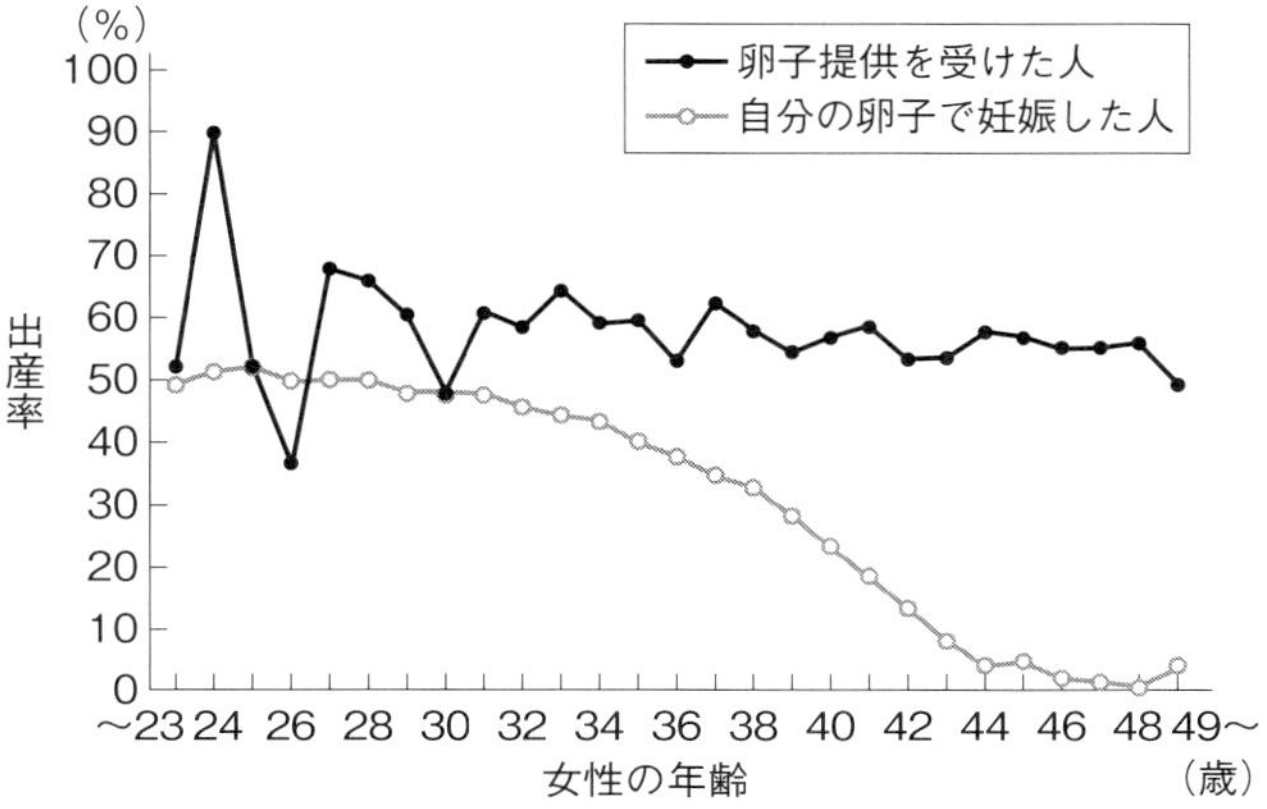

卵子提供で妊娠した人の出産率。出産率は、若い女性の卵子を使えば、加齢の影響は見られない。

米国CDC 国立慢性疾患予防・健康増進センター生殖部門「2012 Assisted Reproductive Technology National Summary Report」より

こうした背景から、日本産科婦人科学会の倫理委員会は２０１３年に『未受精卵子および卵巣組織の凍結・保存に関するガイドライン』を出し、「未受精卵子等の採取時の年齢は、40歳以上は推奨できない。また凍結保存した未受精卵子等の使用時の年齢は、45歳以上は推奨できない」と具体的な年齢を示しました。

同年、国は体外受精の費用を補助する制度を見直しました。対象者となる女性の年齢規定を設けたのです。それまでは年齢制限がなかったのですが、２０１６年度からは43歳未満で治療を開始した人でなければ助成金が受けられません。また、治療開始時の年齢が40歳未満と40歳を過ぎた人では助成を受けられる回数が変わりました（２０１ページ～参照）。

この制度改定の決定があった頃、社会では「年齢が高い女性は子どもを産むなと言うのか」という非難の声が盛んに上がっていました。この時期は「卵子の老化」という言葉がよくマスコミに登場した時期でもあります。たしかにすでに年齢が高くなっていた女性たちにはつらい時期でしたが、若い人たちが高齢妊娠の問題に目覚めた時期でもあったことは確かだと思います。

胚を２つ移植するか、１つ移植するか

「胚をいくつ子宮に戻すか」は、生殖補助医療の安全性をめぐる重要なトピックです。

多胎妊娠は、出生全体から見ると、日本では1％程度です。しかし体外受精は、かつて妊娠率アップのために3個の胚を子宮に戻していた時期があり、これが当時の国の多胎率を押し上げていました。2000年頃は、全国的に、体外受精を行えば2～3割は多胎になるとされていました。当時の凍結技術のレベルは未熟だったので、新鮮胚移植で多数の胚が使われていたのです。

不妊治療では「双子が欲しい」と希望する患者さんが少なくないのですが、多胎妊娠は赤ちゃんの早産、母体の血圧上昇など明らかなリスク上昇がいくつも認められる妊娠です。倫理的にもっとも問題になったのは、自然妊娠ではきわめてまれな三つ子や四つ子以上もあり、減胎手術の増加につながったことでした。減胎手術とは、複数の胎児のうち、一部の子を中絶して数を減らすことです。

また、多胎の赤ちゃんは新生児集中治療室（ＮＩＣＵ）で治療する率も高いのですが、そのとき複数のベッドを使うことになります。体外受精の増加はそのまま多胎妊娠の増加となり、周産期医療を圧迫しました。

河合は、新生児集中治療室がひどいベッド不足に悩んでいた時期に周産期医療の現場を何ヵ月間も取材していましたが、いつも満床の新生児集中治療室がベッドをあけるためには、すでに入院している子を治療半ばにもかかわらず他の病院に移したり、早く家に帰したりしなければなりませんでした。

多胎妊娠は、単胎の子に較べて早産や母体の妊娠合併症などが多いため、その子たち自身も、出産の前後や新生児期の死亡率が高いのです。このような、妊娠率のことしか考えない不妊治療のあり方は長く続くはずもなく、産科医療・新生児医療関係者から強い非難の声が高まったのが2000年代の半ばでした。

こうした背景から、日本産科婦人科学会は『生殖補助医療における多胎妊娠防止に関する見解』を出します。そして胚移植の個数は1個とする「単一胚移植」を求めました。

不妊治療の現場では、妊娠率が下がることは受け入れられないと思う患者さんがたくさんいたことでしょうが、全国で多くの治療施設が一斉にこの見解に協力できたのは、技術の進化もあってのことだったと思います。

凍結技術の進歩により、一度に多数の胚を戻す必要がなくなってきていて、単一胚移植でも何とか患者さんを納得させられるレベルの妊娠率に達していたということです。2008年に、日本産科婦人科学会がこの見解を出して大きく報道されると、全国的に単一胚移植が普及していきました。

日本産科婦人科学会が出した見解では、胚の個数について「生殖補助医療の胚移植において、移植する胚は原則として単一とする。ただし、35歳以上の女性、または2回以上続けて妊娠不成立であった女性などについては、2胚移植を許容する」と記され、現在では多くの施設がこの規定を守って治療をしています。

世界的な潮流も、これからの生殖補助医療は「フリーズ・オール（全胚凍結）」と「単一胚移植」で、安全で、かつ妊娠率も高い医療を目指していこうという方向へ向かっています。

残る課題は、これまでも述べてきましたが、卵子の数を調節できない一般不妊治療による多胎妊娠の増加です。これが克服されれば、不妊治療による多胎妊娠の率は限りなく自然妊娠に近づくはずです。

一般不妊治療で多胎妊娠を増やさないのは、現在のところ難しいことです。調節卵巣刺激でたくさんの卵胞を育てようとするときとは正反対に、卵胞を増やさないための卵巣刺激法があればいいのですが、うまい方法が今のところありません。多嚢胞性卵巣症候群（ＰＣＯＳ）の人はとくに難しく、妊娠率を下げずに卵胞を減らす刺激法がないのが現状です。

いよいよ卵子がなくなってきたときの〝最終手段〟

採卵周期と移植周期を別にする凍結胚移植は、今まで生殖補助医療が「お手上げ」だとし、「卵子が老化しているからどうしようもない」と言ってきた高年齢女性に対してメリットがあることもわかってきました。

もちろん、今なお、加齢による不妊は治療がとても難しいことに変わりありません。卵子老化についての報道の効果か、日本では、不妊治療施設の初診患者さんの年齢が、最近やや低下してきました。でも、治療を継続中の患者さんで見ると、高齢化は続いています。40代の人はなかなか妊娠しない人が多いので治療を卒業できず、通院し続けるという状況が起きているのです。

卵巣に卵胞がたくさんあれば、調節卵巣刺激で、できる限りたくさんの卵胞を生かすことができますが、もともと卵巣にある卵胞が少ない人は簡易刺激を選ぶことになります。そうした人が増え続けていますし、さらに、簡易刺激の薬にすら反応できず、超音波で何回卵巣を見てもいっこうに大きな卵胞が見えてこない閉経移行期の人もいます。

・簡易刺激とは、FSH（卵胞刺激ホルモン）、LH（黄体化ホルモン）の値を上げる方法です。でも、閉経移行期の人は、すでにそれらのホルモンが過剰といえるほどたくさん出ています。卵子がいっこうに育たないので、脳の下垂体は「これでもか！」と大量のFSHとLHを出しているからです。

その結果、卵胞は受容体の反応が悪くなり、ホルモンに反応しない状態になっています。生体は、刺激が多すぎると、それに慣れてしまって無反応になるのです。

浅田はこのような人には、卵胞が出すホルモンであるエストラジオールを投与しています。このやり方は、まだ一般的ではありませんが、関心を持つ医師は増えつつあります。今考えられる方法としては、いよいよ妊娠しにくくなった人に対する最終手段になりえると思っています。

本来、卵胞が育ったときに分泌するエストラジオールが薬で血中に増加すると、脳の下垂体は、それは外からきたものではなく、卵巣から出てきたエストラジオールだと勘違いします。卵胞が育ったからエストラジオールを作り始めたと思い、ネガティブ・フィードバックを起こしてFSH、LHの大量放出をやめてくれます。これらのホルモンが適度な量に落ちつくと、受容体は感受性を回復します。すると、卵胞は反応を始めるので、それを待って採卵するのです。

このような場合は胚が1つしかできないことも多いので、若い人のように体外受精の有効性が高いものではありません。でも、その人にとっては、とても貴重な卵子です。それなら、人工授精などの一般不妊治療よりも、顕微授精をしたほうが高い確率で受精させられます。

実際、体内で妊娠する際の最大の障害は、卵管が排卵してきた卵子をとらえられない「ピックアップ障害」だということが最近わかってきました。卵巣から卵子がうまく飛び出すことも、飛び出した卵子が卵管に入ることも、そんなに確実なことではなく、妊娠できている人でもピックアップできていない日があるだろうと言われるようになりました。とても貴重な卵子が、そこで腹腔内に落ちてしまってはいけません。そのため、こうした場合にも体外受精がすすめられます。体外受精では、不妊の障害をすべて取り除いて受精卵の育つ力だけに賭けることができます。

幸い、エストラジオールを投与しても、卵子の質には悪い影響が出ませんでした。昔から「エストラジオール値が高い状態で採卵すると、卵子の質を落とす」と言われてきたのですが、それはエストラジオール値が高い状態が、子宮内膜の準備を進めるプロゲステロンの分泌を早くから増やしてしまうためだったようです。早々に準備を完了してしまった子宮内膜は、最良の時期をそう長くは保てないのです。

しかし現在は、採卵後に胚を凍結し、次の周期以降に移植する「凍結融解胚移植」を行うケースが多いわけですから、採卵周期にできた子宮内膜はどのみち使いません。

ですから、凍結融解胚移植なら、エストラジオール値は高くてもデメリットはありません。

実際、浅田が調べてみたところ、AMH検査の値が低い人ほど採れた卵子の卵胞液中エストラジオールの値は高くなっていて、とくにしっかり成熟したものは、とてもきれいな相関関係を示しました（図6－4）。閉経移行期の卵胞は、大量のエストラジオールがないと成熟できないと考えられます。

この方法は、更年期のホルモン補充療法を妊娠するために応用していると言えます。ホルモン補充療法というと、かつて話題になった発がん性との関係を不安に思う人もいますが、そのような影響のある量ではありません。更年期のホルモン補充療法も、現在では、安全な使い方が確立しています。

じつは、エストラジオールの影響を避けたいのなら、妊娠しないことがいちばんいい、と言えます。妊娠すると、エストラジオールの量は妊娠週数が進むにつれてどんどん上昇して、そのピークである分娩前後の時期には、1万6000pg／mℓくらいになります。これは、この治療法で使う薬に含まれるエストラジオールの量の数倍から十数倍にあたり、しかも妊娠中ずっと続くのです。

40代の胚で妊娠率を上げるコツ

ほとんどの卵子が消えた卵巣の中で約40年間も生き残ってきた卵子には、たとえば「長期保存に役立つ保存料のような物質が他の卵子よりたくさんあ

図6-4 AMH値が低い人は卵子のエストラジオール値が高い

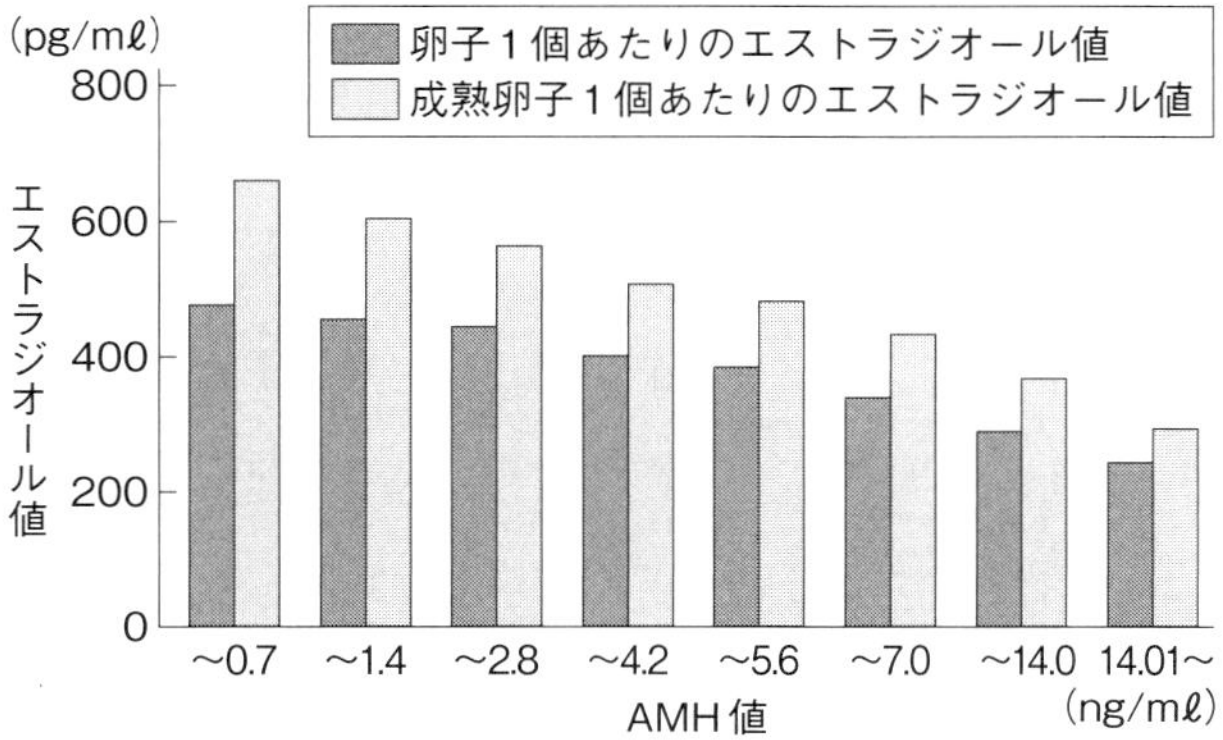

AHM検査の値が低い人ほど、採れた卵子あたりの卵胞液中のエストラジオール値が高くなっている。閉経移行期にある女性の卵子は、成熟に大量のエストラジオールを要すると考えられる。

浅田レディースクリニックで2009〜2010年に実施した846症例のデータをもとに作成

る」「長期保存モードは、解除するのに時間がかかる」といった、若い人から得られる卵子にはないユニークさがあるかもしれません。もし本当にそうならば、体外受精のプロセスも、年齢の高い人の卵子に対しては、ゆったりしたペースで進める必要があります。

体外受精の採卵は、「引き金になる注射を打ってから36時間後に行います」とどの本にも書かれていますが、海外では、「高年齢の女性では、30分遅くして36時間半後にしたら妊娠率が上がった」という報告も出てきています。

長く生きてきた卵子は、十分な成熟に時間がかかるのだと思われます。若い患者さんが多かった時代に言われていた数字は、見直しの時期にきている可能性が高いでしょう。「昔から、そう言われてきた」というものの中には、じつは科学的根拠に乏しい、個人的な意見のようなものも意外と多いものです。

この章のはじめに、体外受精では胚の成長がゆっくりになることがあると書きましたが、実際に卵子が少ししか採れない40代の人の卵子では、こうしたことが起きやすいのです。

年齢が高い人の卵子は、胚盤胞になるはずの5日目になってもその前の段階に留まっているケースが増えます。年齢ごとの胚の発育の様子を記した図6-5を見るとわかるように、30歳以下の女性の卵子は2~3個に1個の割合で胚盤胞移植に使える良好胚盤胞に育ちますが、43歳以上の女性の卵子ではそれは5~6個に1個になってしまいます。初期胚盤胞になる率も、凍結の対象となる良好胚盤胞になる率も、年齢とともに低くなります。

胚盤胞移植は、培養液の進歩によってこれが可能になったとき、その高い妊娠率で話題をさらいました。

自然妊娠で子宮に胚が到着するのもこの段階なので、体外受精が自然妊娠に一歩近づけたようにも見えました。

でも、身体の外で胚盤胞にまで育つような強い胚が妊娠しやすいのは、当たり前のことです。移植法がどうかという話をする以前に、まず、胚盤胞移植が可能なケースは胚そのものがいいのです。

図 6-5　年齢とともに、胚盤胞になる率は下がっていく

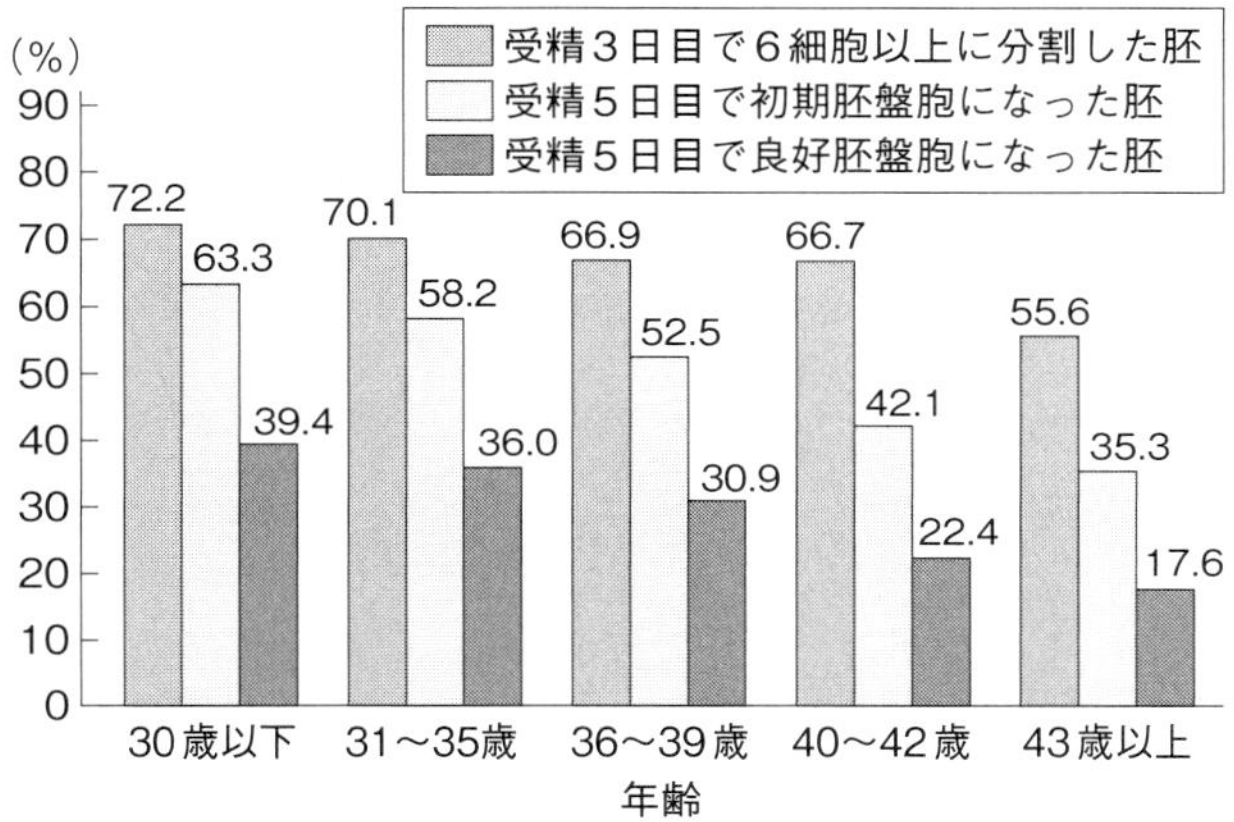

年齢が高い人ほど、良好胚盤胞に至る割合は低く、受精から5日以上経っても初期胚盤胞で留まっているものが多い。初期胚盤胞は6日目、7日目に良好胚盤胞になることもあれば、途中で成長が止まることもある。

浅田レディースクリニックで2013〜2015年に実施した1729症例のデータをもとに作成

じつは、成長が遅くてなかなか胚盤胞にならない胚は、施設によっては廃棄としていることもあります。では、こうした成長の遅い胚は、見込みがないのでしょうか。

もしかしたら、長く生きてきた胚は万事ゆっくりで、のんびり屋なのかもしれません。さらに体外培養のストレスに耐える力が弱い、ややデリケートな胚なのかもしれません。医療はそれを老化した良くない胚だと言ってきましたが、胚にしてみれば、胎内とは違う環境に勝手に取り出されてとまどっているだけなのかもしれません。

そこで浅田のクリニックの培養室では、受精直後の胚である「前核期胚」の状態で凍結する方法、胚盤胞で凍結する方法の二段構えにしました。40代の人は胚盤胞に到達する率が低いので、基本的にすべて前核期で凍結します。

正常な受精ができたことが認められた胚であれば、どれも大切に育てて、ひとつでも多くの胚にチャンスを与えたいからです。

凍結技術が良くなかった時代には、前核期や細胞分裂が始まった分割期で凍結するのが一般的でした。胚はその時期が、いちばん凍結に強いのです。移植に使うときは、これを移植する周期に融解し、もう2日間培養して分割期胚にまで成長させてから子宮に戻します。

6日目、7日目になって胚盤胞になった胚も、凍結融解胚移植とすれば妊娠率が上がります。成長の遅い胚は子宮に戻しても非常に妊娠率が低いと報告されてきましたが、それは、その報告が新鮮胚移植のデータで、採卵から6日目、7日目の子宮内膜に戻していたからです。

胚ではなく、子宮内膜の状態がもう悪くなっていたので妊娠率が低かったのです。子宮内膜も、胚と同じように日一日と状態が変わります。準備を進めて、いちばんいい時期を迎え、そして胚が来なければ崩れてリセットに向かいます。その中で、胚を迎えるのによい期間を「インプランテーションウインドウ（implantation window：着床の窓）」といい、この期間は3日間ほどしかありません。

体外培養のストレスで、子宮内膜の胚を迎える準備と、胚の到着のタイミングがずれてしまったわけです。6日目、7日目の胚も、凍結しておき、次回以降の周期で5日目くらいの子宮内膜に戻せば、胚は本来の力を発揮します。

高齢妊娠の人に必要なのはこうした工夫であり、胚盤胞移植にこだわる必要はまったくありません。

胚盤胞移植は、妊娠率を高めるのではなく、予選で胚を絞り込んでいるので妊娠率が高くなったように見えるだけです。卵子が多い人は予選を行って発育の早いものを選ぶメリットがあるかもしれませんが、高齢妊娠では、移植のチャンスを減らすだけです。

凍結時期の考え方には、複数の胚が採れたときに、一部を前核期のときに凍結し、他はもう少し培養して胚盤胞にチャレンジさせるやり方もあります。そうすると、胚盤胞凍結にしようとしていた胚の発育が途中で止まっても、前核期で凍結しておいた胚が使えます。それを使って妊娠する人も、たくさんいます。

前核期での凍結は、胚盤胞まで育てられる技術がなかったときから行われてきた方法です。体外受精は最新のものを追う性格が強いのですが、古い方法でもよいことは廃止せず、新しい方法と併用することで、よりよい結果が生まれるのです。これは、その一例でしょう。

子宮内膜を妊娠しやすい状態に整える

胚移植を行う周期は、何ヵ月空けても妊娠率は変わらないのですが、多くの場合、採卵した周期の次の周期に実施されます。

前述のように、採卵周期は子宮内膜を作るためには適さない状態ですが、その影響は次の周期には及びません。子宮内膜は基本的に、月経がくれば、前の周期のことはきれいにリセットされます。

胚移植は、薬を使わない方法と使う方法がありますが、自然まかせでは先が読めず、ベストの日に移植が行えるとは限りません。確実にその周期に移植するためには、薬を使った「子宮内膜調整法」が実施されます。使う薬は施設によって注射、膣坐薬などさまざまですが、エストロゲンを補充する貼り薬の「エストラーナ」と、黄体ホルモンの飲み薬「ルトラール」の2種を投与する方法を一例として紹介しましょう。

ルトラールは、じつはとても古い薬で50年くらい前から保険適用となっていて安価です。黄体ホルモンはふつうは膣坐薬なのですが、内服薬のほうが楽ですし、効果も優れています。

服用スケジュールとしては、周期の初めに受診して薬を持ち帰ったら、隔日でエストラーナを下腹部や背中など適当な所に貼り、途中で一度受診して子宮内膜の厚みを確認し、エストラジオールの血中濃度をチェックします。そこで順調であることが認められたら、以後エストラーナの枚数を増やし、ルトラールの投与日と移植日を同期させて移植日を決めます。

胚移植は、超音波で位置を確認しながら、移植用のカテーテルを子宮内に入れて卵子を送り込みます（図6－6）。柔らかいカテーテルなので、痛みはありません。所要時間は、内診台に乗ってから5～10分程度で終了です。

注射筒に卵子を培養液ごと吸い上げ、超音波で子宮内を見てカテーテルの先が子宮内膜がある部分の真ん中付近に達したら、そこでそっと圧をかけて卵子を送ります。このとき、超音波の画面を見ていると、胚は、カテーテルを移動して子宮に入る白い小さな点として認めることができます。

胚移植のあとは、じっと寝ていたほうが着床しやすいと思う人が多いようです。実際に安静時

図6-6 胚移植の方法

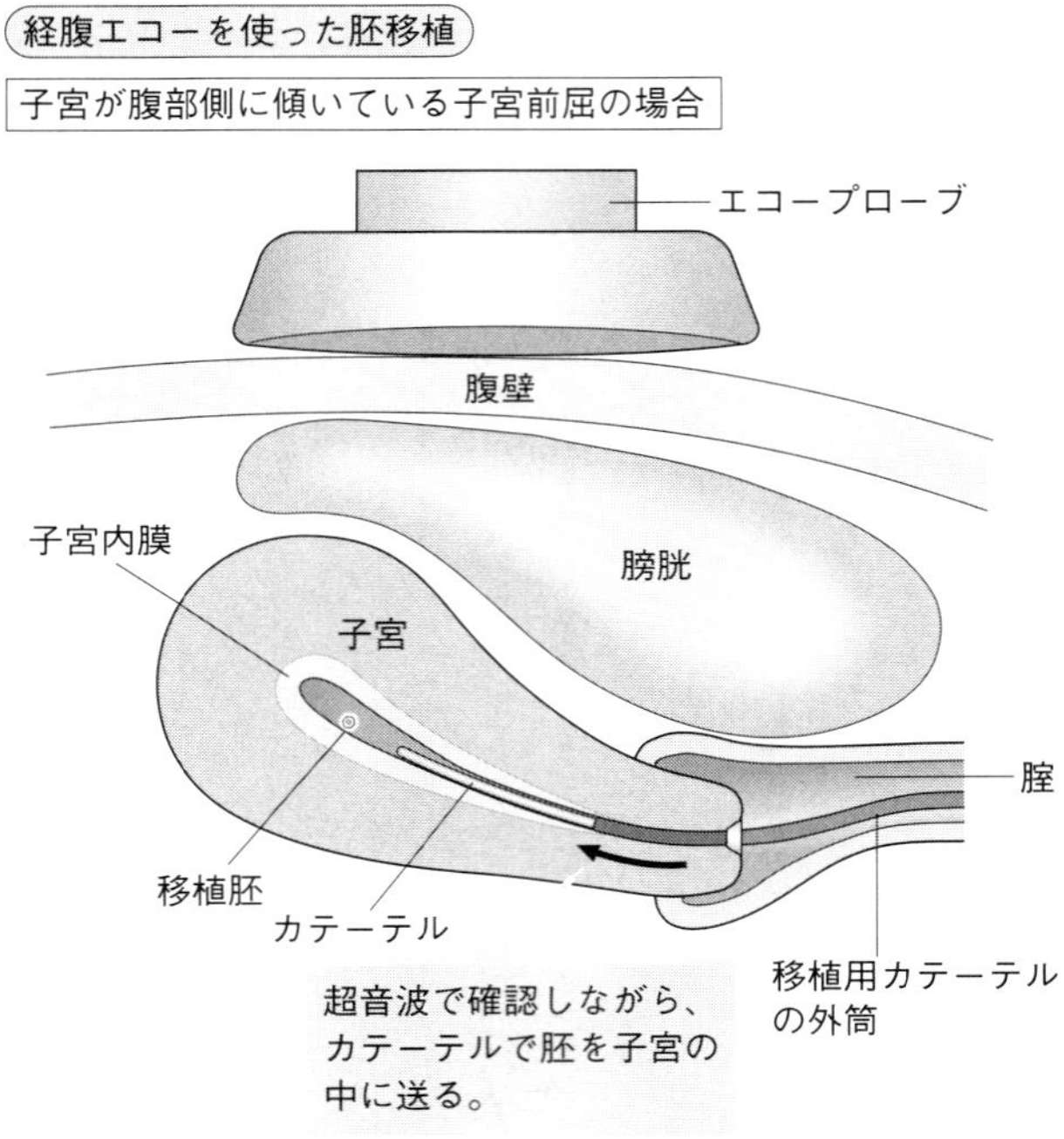

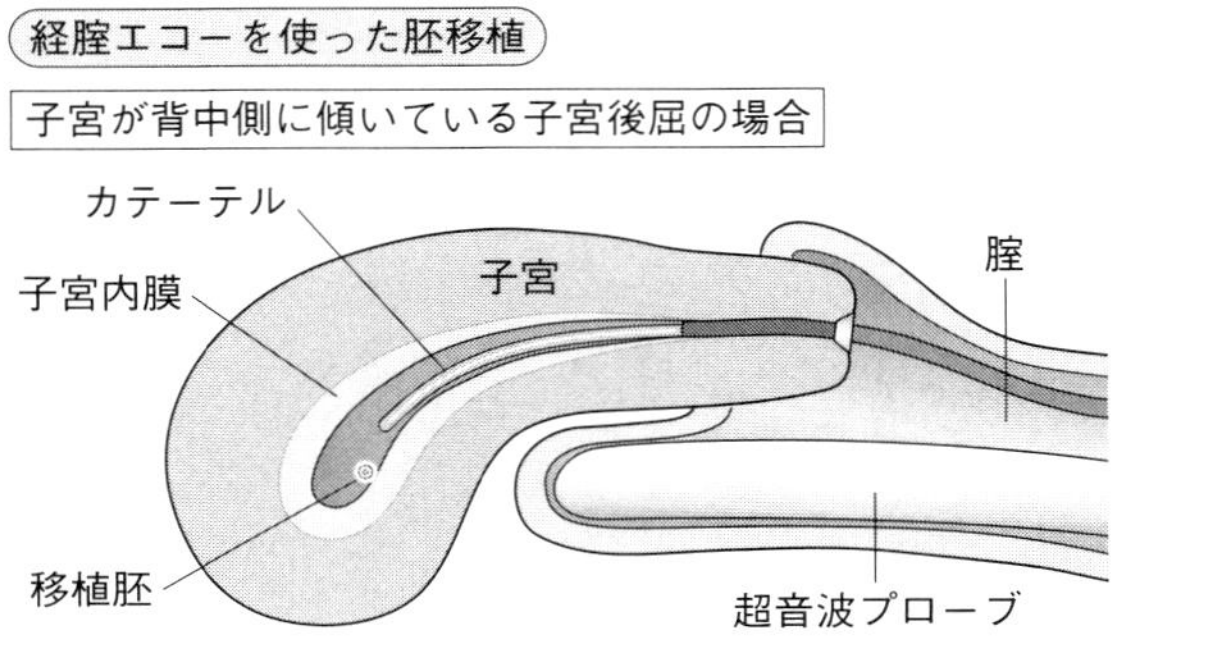

子宮の位置が腹部側に傾いている（子宮前屈）か、背中側に傾いている（子宮後屈）かで、超音波の方法が変わる。

間を取る施設もたくさんあります。しかし、浅田が臨床的な検証を実施してみたところ、これは、妊娠率とまったく関係がありませんでした。

考えてみれば、自然妊娠では、卵管から子宮に胚が来たことに気づく人などいなくて、皆ふつうに飛んだり走ったりしています。ですから、安静時間をもうけるのはやめました。不安かもしれませんが、成熟した子宮内膜はグリコーゲンを含む粘液を大量に分泌しており、イメージとしてはねばねばした網のようになっています。胚移植とは、その網にごく小さな丸い粒が来て、くっつくようなイメージです。

採卵相当日以降は、貼り薬に加えて、またルトラールという黄体ホルモンの内服薬を始めます。この薬の飲み始めで、内膜と胚の状態を同期させます。この周期は排卵していないので、黄体ができていません。薬でエストラジオールを入れているため、ネガティブ・フィードバックが起きて、卵胞を育てるFSHやLHが分泌しておらず、卵胞の排卵後の姿である黄体がないのです。

黄体がないということは、つまり自前のホルモンはありません。ですから、しばらくは黄体ホルモンを入れます。妊娠したら、この薬は、自分で作る胎盤のホルモン分泌が正常化してくる妊娠9週まで続けます。そのくらいになると胎盤ができ、胎盤が黄体ホルモンを作るようになって自前の黄体ホルモンの量がぐんぐん上昇します。これがじつは、つわりのもとなのですが、体外受精では、この時点で薬が要らなくなります。

子宮内膜調整法を行って胚を移植した場合、薬代や凍結胚の融解などの費用も含めて、1回あたり15万円程度となります。

妊娠判定

妊娠の判定は、最初の検査は胚移植から2週間後になります。尿検査で妊娠反応を見ますが、これはヒト絨毛性ゴナドトロピン（hCG）を検出する検査です。

ヒト絨毛性ゴナドトロピンは、将来胎盤になる栄養膜細胞から出ているホルモンで、黄体に働きかけます。黄体に、妊娠を維持するホルモン「プロゲステロン」を作らせ続けるのです。

妊娠反応が陽性の場合は採血をして、血中のヒト絨毛性ゴナドトロピンの検査も兼ねて、貧血の検査をします。

ただ、この妊娠の判定は、まだ流産の可能性もかなり高いごく早期の検査です。そのため、今は妊娠を段階的に確認するようになっています。月経予定日の1週間くらいあとになったら、超音波検査で赤ちゃんが入っている袋「胎嚢」が丸く見えてくるので、この見え方が正常であれば妊娠は無事に継続していると判断され、「臨床妊娠」と呼ばれるようになります。

次の節目はその1～2週間くらいあとで、今度は赤ちゃんの心臓が動いている様子「胎児心拍」が超音波検査のモニター画面で認められるようになります。この段階になったら、妊娠が継続する可能性はある程度高くなったと考えられます。

最後に、今までお話ししてきた考え方に基づいた体外受精ではどれくらいの人が妊娠し、出産につながっているかを図6－7に示します。

不妊治療は、皆が妊娠で終わるわけではありません。流産も多くて、浅田のクリニックのデータを見返すと、最終的に出産できた人の割合は35歳以下では6割、30代後半で4

図6-7 年齢別にみた体外受精での妊娠率・出産率

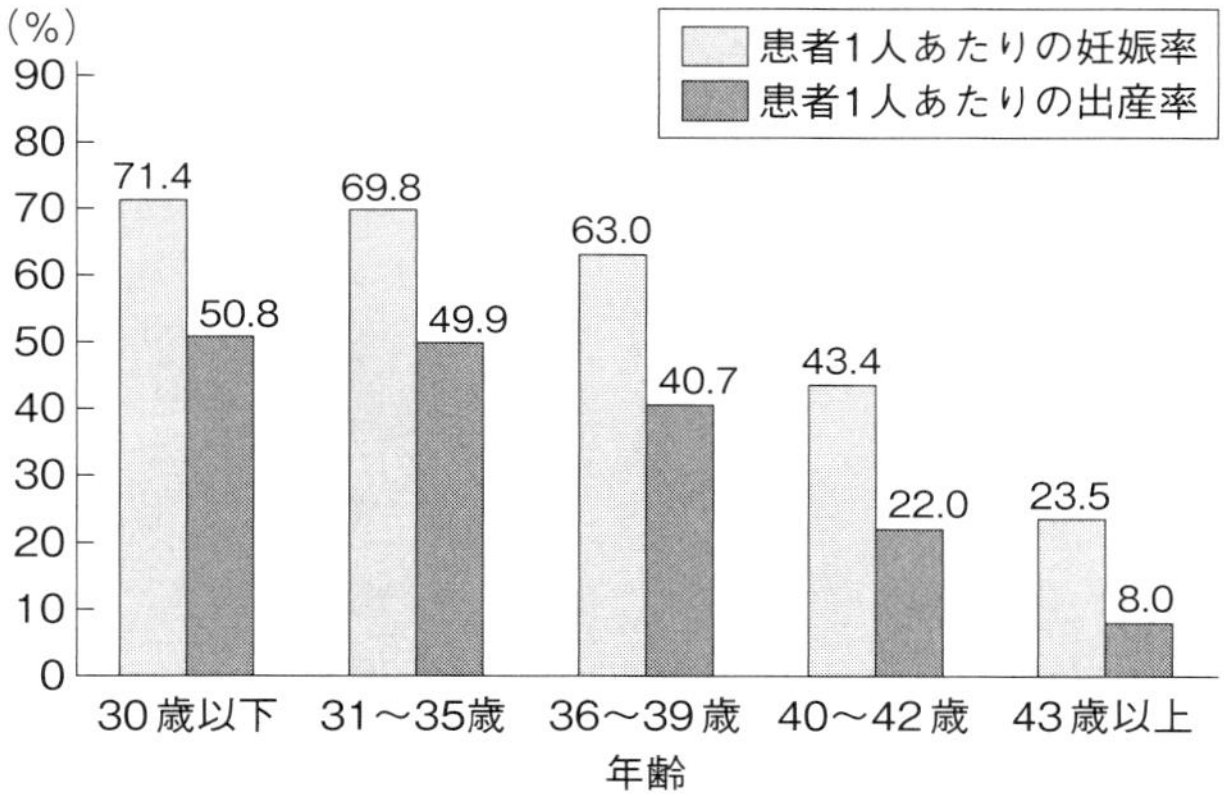

妊娠率も出産に至る出生率も、年齢とともに減少していくが、以前と較べると妊娠・出産率は上がってきている。

浅田レディースクリニックで2013～2014年に実施した3579症例のデータをもとに作成

割、40～42歳で2割、43歳以上では1割です。まだまだ出産に至ることができない人はたくさんいます。でも、これでも以前に較べれば、ずいぶんたくさんの人に赤ちゃんを抱いてもらえるようになりました。

どんな方法でも、その人に合った方法がいちばん

不妊治療とはどういうものか、最新の事情はどうなっているのかがわかっていただけたでしょうか。

不妊治療、それもとくに体外受精や顕微授精は、過去を振り返るとＯＨＳＳ（卵巣過剰刺激症候群）や多胎妊娠の増加など、身体への負担が重すぎる治療が社会問題になった時代もありました。しかし、その状況はＯＨＳＳに解決策を提示することができたＧｎＲＨアゴニストの登場、凍結胚移植の進歩、単一胚移植などにより、大きく変化してきています。やるべきことはまだたくさんありますが、不妊治療は常に動き続けていることを知ってもらいたいと思ってこの本を書いてきました。

しかし今の日本は、科学技術について時が止まったかのように古い情報が流布し続け、制度も古いままで、人々が混乱し続けるという現象が随所で起きているのではないでしょうか。不妊治

療にもその傾向があると思います。そしてその犠牲者は、患者さんです。

いちばんわかってもらいたいことは、誰にでも良い魔法の治療はないということです。自分に合った不妊治療を、最新の知識をもって選んでほしいということ、そして大変な不妊治療は早く卒業してほしいということが、この本に込めた私たちの願いです。

不妊治療Q&A

Q 妊娠することができました。でも、まだ凍結した胚が残っているのですが、これはどのようになりますか?

治療施設は、所定の料金を支払うことで凍結胚を保管してくれます。自費診療なので料金はまちまちですが、浅田のクリニックでは、卵子の入ったストローのような容器（クライオトップ）を10本収めることができるケーンという器具1つあたりの保管料は、年間3万円です。

凍結卵を使う時期は、平均的には、出産後半年～1年後の人が多いようです。胚移植だけですから、育児中でもそんなに大変ではありません。授乳中でも、ホルモン剤を使えば胚移植は可能です。高齢出産の負担を防ぐ観点から、45歳までには使用してもらうように言っています。子どもがもう要らない場合や女性が50歳になった場合、パートナーとの離婚や死別があった場合は、廃棄ということになります。

Q 流産をしてしまいました。流産の原因について検査を受けたほうがいいのですか?

流産のほとんどは、時期が違うだけで、妊娠しないことと同じ現象です。染色体の異常などによって、胚自身の育つ力がなかったために起こります。昔は流産を3回以上すると次も流産だと考えられていた時代もありましたが、今は、流産を2回した人なら80%、3回なら70%、4回なら60%、5回なら50%の患者さんが、薬剤を投与したりしなくても出産可能であることがわかりました。

また、原因不明の習慣流産に対するアスピリン、ヘパリン、プロゲステロンなどの投与は無効であることも証明されました。検査をしても原因が見つかる人はまれで、また、見つかったところで有効性が証明された治療法がありません。流産については過剰な検査や治療をせずに、妊娠を試み続けることがよいと思います。

Q 体外受精を何回か繰り返す場合、1年間に何回くらいできますか？

それは、体外受精に対する考え方によります。卵胞の数に余裕がある人に調節卵巣刺激が行われる場合は、一度の採卵でいくつか受精卵ができ、それを戻していくことになりますから、1年間に採卵できる回数はせいぜい2回くらいが限度です。

でも、余裕がある人に調節卵巣刺激を行う場合は、生涯に一度の採卵で出産してもらい、さらにきょうだいも産んでもらうことを医師は目指しています。体外受精はそんなに繰り返すものだという考え方はしていません。

このような、もっとも妊娠しやすい方法で数少なく採卵するという考え方をする体外受精は、一見、高価です。薬や顕微授精のお金もかかり、注射などの負担もあります。でもそれは、少ない回数で、早く妊娠するほうがよいと考えているのです。

しかし、これと対照的なのが自然周期の体外受精です。自然周期での採卵を選んだ場合は、やろうと思えば毎月のように採卵できます。そして、1回あたりの料金は安くてすみます。しかし、1回ずつの妊娠率が低いので、回数が必要になります。

Q　卵巣刺激法など治療の方法は、自分で選ぶことができますか?

いろいろな方法を実施することが可能な施設は、日本にはそう多くはありません。しかし、その施設がどんな治療を行っているかをウェブサイトなどで見て、やってみたいことがあれば、診察時に聞いてみるといいと思います。医師と話す時間が短い場合は、施設によっては不妊カウンセリングの専門家がいてさまざまな相談に乗ってくれます。

しかし、実際は施設によってある程度治療方針は決まってしまうので、最初から「こんな治療が受けたい」と思える治療を数多く行っている施設にかかるのがいちばんスムーズです。

おわりに

１９９３年、アメリカでＩＣＳＩ（卵細胞質内精子注入法）に出会ってから20年あまり、顕微授精を中心とした生殖医療に携わり、レベルを向上させるべく懸命に走り続けてきました。

しかし、それは簡単なことではありませんでした。私自身、「卵子の老化」と闘うためにこの分野を進んできたわけではなかったのですが、結果的に、加齢が要因の不妊治療へと進まざるを得なくなったというのが本当のところです。それは言わずもがな、少子高齢化、晩婚・晩産化、非婚化が急速に進行したという社会的背景があるからです。

卵子の「本質」を変えることはできませんが、卵子の老化は、不妊治療にかかわる我々にとっていちばん大きな壁となっています。その壁を何とか乗り越えることができないか、その壁に穴を開けることはできないか——と日々、苦闘しています。

偶然に生まれた地球環境の中で、偶然にも生命が誕生し、さまざまに進化を遂げる中で人類も出現しました。私たち人間としては、人類が誕生したことは「必然」と思いたいものですが、それは偶然のできごとだったのです。妊娠についても、以前は「数々の中から選ばれた強い精子と強い卵子が結ばれた結果なのだ」と考えられ、「選ばれてこの世に命を授かった私たちは、特別な存在である」と教えられてきました。しかし本書で書いたとおり、科学の進歩によって、精子と卵子は「偶然の出会い」であることがわかってきたのです。患者さんは「良い卵子」「良い精子」「良い胚」という表現をよく使いますが、我々の価値観と現実との間には、大きな違和感があります。因果関係や論理では納得できない生命の神秘があるのです。

体外受精の世界では、受精卵の中から「見かけの良い胚」を選んで移植するという考えが今でも主流です。現代では、胚の成長過程をタイムラプス（189ページ参照）で観察できるようになりました。胚の発育を観察すると、いったん分裂しふたつになった細胞が、またくっついてひとつに戻ったり、異常そうに見える細胞が胚からはじき出されたり、消えていったりし、ミクロの世界でもまるで人が集まって仕事をしているような様子が見られます。ひとつの個体の中でもさまざまなせめぎ合いを経て、たくましく生き残ろうとしているように見えます。偶然に命を授かった個体が、さまざまな個性を持ってこの世に存在しているのを目の当たりにすると、生命というものはじつに興味深く、面白い存在だとつくづく感じます。

すべては偶然の産物であって、「良い」「悪い」というのは、人間が勝手に決めた価値観です。生命は、そうした人間の価値観を超越したところで生まれるのだと思うのです。

体外受精、顕微授精が始まった頃には「不妊治療は良い、悪い」とさまざまな議論がありましたが、30年以上の時を経て、世界初の体外受精を成功させたロバート・エドワーズが２０１０年にノーベル賞を受賞しました。現在では、不妊治療は世界中に広まり、当たり前のことになっています。それだけ多くの人が求めていた技術だった、不妊に悩む人を救ってきた、ということではないでしょうか。

私自身は、発明家を夢見ていた工作少年でしたが、工学部から医学部へ転身し、内科で治療しても命を救えない経験を重ねて無力感に悩まされ、生命が誕生する産婦人科に替わり、さらに米国で顕微授精に出会い、それがライフワークになりました。

生殖医療という命をつなぐ仕事に携わる中で、さまざまなことを考えさせられますが、不妊に悩む方がいる以上、患者さんの限られた時間とお金を無駄にすることのないよう、一人でも多くの人に子どもを持つという願いを叶えてもらえるよう、努めています。情報が氾濫する今、誤った情報に惑わされずに、その方に合った治療法を見つけるための知識が提供できたら、という思いが本書を作る動機となりました。

生殖医療は、ビジネスではなく科学であるべきです。私自身は医療者ではありますが、科学者として、科学的根拠のある治療を追求し続けたいと常に思っています。

生殖医療が真に患者のためであり、我が国の生殖医療が世界一のレベルで発展し、熱意と品格のある医療者が育っていくことを心から願っています。

浅田義正

2016年7月

妊娠後に関する仕事をしていた私が、初めて不妊治療の取材に取り組み、日本の不妊治療にはたくさんの課題があることを痛感したのは2003年のことです。

その3年後に私は、出産を先延ばしにしてしまう女性たちを取材して『未妊――「産む」と決められない』（NHK出版）という本を書きました。この本の内容を講演させていただいたとき、とても熱い共感の声を寄せてくださったのが浅田先生でした。そして、2013年に高齢妊娠をテーマに『卵子老化の真実』（文春新書）を書いたときは、AMH検査や、卵巣で人知れず起きていることを浅田先生に詳しく教えていただき、本当に助かりました。

日本で不妊治療の第一線にいる医師たちは今、浅田先生だけではなく、誰もが晩産化の進みすぎを心配し、治療の結果が出にくくなっていることを痛切に感じています。

ただ、最近は、卵子の老化については少し知られてきました。学校教育の中でヒトの生殖についてきちんと教えようという動きも高まっています。不妊治療の現場の声に社会が耳を傾けるようになり、みんなの意識が少し変わり始めているのです。

しかし、その知識を持ったとして、産みたい人はどうすればいいのでしょうか。妊娠しにくいと感じたカップルは何ができるのか。現代医学はそれに対してどんなカードを持っているのか。そういったことは、まだ十分に知られていません。ですから、私は「卵子老化を知らせることの次の仕事」のひとつとして、今回、浅田先生と不妊治療の解説本を作るというお話を受けることにしました。

また、この本では、英国には国の機関による適正な不妊治療の診療ガイドラインがあることや、米国では施設ごとの妊娠成績が公開されていることをちゃんとお伝えすることができてよかったと思います。これらは、どちらも国の事業です。日本のＡＲＴの成績が国際的に見て大変低いのは、決して自然を愛でる文化のためだけではなく、国民が科学的根拠のある医療を受けるための国の仕組みがあまりにも弱いことが関係していると思います。

とはいえ、効果の高い不妊治療というものは、やっている最中は大変なことだと思います。注射を何本も打つ必要があり、妊娠後も胎盤が出来上がるまで薬が手放せない日々が続きますし、費用も高額です。ですから、治療を始めた方は、どうぞお二人で週末旅行を楽しむなど上手に気晴らしをしてください。世間では不妊治療は夫婦の危機だと言う人もいますが、不妊治療を体験した方への取材でよく思うのは、逆に、不妊治療で二人の絆がかたくなるケースもたくさんあるということです。

私も、これからの日本社会で不妊治療中の人たちと妊娠したあとのカップルが共にもっと大切にされ、安心して命を未来につないでいけるようにがんばっていきたいと思います。

最後に、本書は、現地取材で大変お世話になった培養研究部の胚培養士の皆さま、産婦人科専門医の毛利麻奈美先生、体外受精コーディネーター・園原めぐみ様、法人部の増田真由美様、佐藤理佳様、杉本敬彦様をはじめ、浅田レディースクリニックのたくさんの方々にお力をいただいて作り上げることができたことを記したいと思います。また、この企画が実現されたのは講談社ブルーバックス編集部編集長の篠木和久氏と株式会社メディエンス代表取締役（オールアバウト不妊症ガイド）池上文尋氏のおかげです。そしてブルーバックス編集部の家田有美子さんは、いつも素晴らしい質問や提案をたくさん投げかけてくださって、この本が本当に不妊に悩んでいる人たちのために役立つ、わかりやすい本になるように大変な力を発揮してくださいました。

お世話になった方々に心より感謝申し上げ、たくさんのカップルがこの本をヒントに妊娠への近道を見つけてくださることを夢見て、筆を置きたいと思います。

２０１６年初夏

河合　蘭

ESHRE（欧州ヒト生殖医学会） 158
FSH（卵胞刺激ホルモン） 43
GnRH（ゴナドトロピン放出ホルモン） 43
GnRHアゴニスト（アゴニスト） 168
GnRHアンタゴニスト（アンタゴニスト） 101, 169
hCG（ヒト絨毛性ゴナドトロピン） 75
ICMART（国際生殖補助医療監視委員会） 28
LH（黄体化ホルモン） 43
LH-RHテスト 91
LHサージ 47, 137
LUF（黄体化非破裂卵胞） 103, 124
MD-TESE（顕微鏡下精巣内精子回収法） 111
MESA（精巣上体精子吸引法） 111
Micro-TESE（顕微鏡下精巣内精子回収法） 111
OHSS（卵巣過剰刺激症候群） 101, 140
P4（プロゲステロン／黄体ホルモン） 43
PCOS（多嚢胞性卵巣症候群） 87
PLCζ 73
PMS（月経前症候群） 49
PRL（プロラクチン） 93
PZD（透明帯部分切除法） 193
SUZI（透明帯下精子注入法、囲卵腔内精子注入法） 193
TESE（精巣内精子回収法）111
TSH（甲状腺刺激ホルモン値） 93

［ま・や行］

［ら・わ行］

［アルファベット］

［な行］

［は行］

[さ行]

[た行]

さくいん

N.D.C.495.48　254p　18cm

ブルーバックス　B-1976

不《ふ》妊《にん》治《ち》療《りよう》を考《かんが》えたら読《よ》む本《ほん》

科学でわかる「妊娠への近道」

2016年 7 月20日　第 1 刷発行
2022年11月15日　第10刷発行

著者　浅《あさ》田《だ》義《よし》正《まさ》
　　　河《かわ》合《い》　蘭《らん》

発行者　鈴木章一

発行所　株式会社講談社
〒112-8001　東京都文京区音羽2-12-21

電話　出版　03-5395-3524
　　　販売　03-5395-4415
　　　業務　03-5395-3615

印刷所　（本文印刷）株式会社 新藤慶昌堂
　　　　（カバー表紙印刷）信毎書籍印刷株式会社

製本所　株式会社国宝社

ISBN978−4−06−257976−6

発刊のことば

科学をあなたのポケットに

二十世紀最大の特色は、それが科学時代であるということです。科学は日に日に進歩を続け、止まるところを知りません。ひと昔前の夢物語もどんどん現実化しており、今やわれわれの生活のすべてが、科学によってゆり動かされているといっても過言ではないでしょう。

そのような背景を考えれば、学者や学生はもちろん、産業人も、セールスマンも、ジャーナリストも、家庭の主婦も、みんなが科学を知らなければ、時代の流れに逆らうことになるでしょう。

ブルーバックス発刊の意義と必然性はそこにあります。このシリーズは、読む人に科学的に物を考える習慣と、科学的に物を見る目を養っていただくことを最大の目標にしています。そのためには、単に原理や法則の解説に終始するのではなくて、政治や経済など、社会科学や人文科学にも関連させて、広い視野から問題を追究していきます。科学はむずかしいという先入観を改める表現と構成、それも類書にないブルーバックスの特色であると信じます。

一九六三年九月

野間省一